Udo Lorenzen / Andreas Noll

Die Wandlungsphasen der traditionellen chinesischen Medizin

Band 1
Die Wandlungsphase Holz

Udo Lorenzen / Andreas Noll

Die Wandlungsphasen der traditionellen chinesischen Medizin

Band 1

Die Wandlungsphase Holz

1. Auflage
ISBN 3-924477-20-5

WARO Fachbuchverlag Kiel GmbH

Wir danken Herrn Yue Lin aus Chengdu/China
für die hervorragend gelungenen Kalligraphien
zu den einzelnen Begriffen
der traditionellen chinesischen Medizin.

Inhalt:

Vorwort 11

Einleitung 13

1.	Holz in der Natur 16
2.	Holz im Menschen 21
2.1	Die Holzfunktion im mikrokosmischen Staatsapparat 28
2.2	Die Leber reguliert die Kraftentfaltung 30
2.3	Die Leber und ihr gefühlsmäßiger Ausdruck 30
2.4	Die Gallenblase als Orientierungsinstanz 35
2.5	Die Gallenblase vermittelt die goldene Mitte 36
2.6	Die Gallenblase und der Mut 38

3.	Holz und seine Entsprechungen in der chinesischen Medizin 42
3.1	Verschränkungen mit dem Makrokosmos 42
3.1.1	Die Himmelsstämme 42
3.1.2	Die Erdenzweige 42
3.1.3	Jahreszeit 45
3.1.4	Das Dao des Frühlings 45
3.1.5	Überlegungen für den Akupunkteur 46
3.1.6	Weitere praktische Anwendungen für den Frühling 47
3.1.6.1	Zwei spezielle Übungen 49
3.1.7	Der Wind – die Speerspitze vieler Erkrankungen 49
3.1.7.1	Windpunkte 50
3.1.8	Ein Planet 51
3.1.9	Die Himmelsrichtung 54
3.1.10	Ein Himmelspalast 54
3.2	Irdische Entsprechungen 57
3.2.1	Die Geschmacksrichtung 57
3.2.2	Die Farben 59
3.2.3	Ein Musikton 62
3.2.4	Ein Musikinstrument 62
3.2.5	Eine Tiergattung 66
3.2.6	Holz in der Ernährung 66
3.2.6.1	Ein Haustier 66
3.2.6.2	Ein Getreide 68

3.2.6.3   Eine Frucht 68
3.2.6.4. Ein Gemüse 72
3.2.7   Eine Zahl 72
3.3   Resonanz im Mikrokosmos 75
3.3.1   Eine stimmliche Manifestation 75
3.3.2   Ein emotionaler Ausdruck 77
3.3.3   Ein typisches spontanes Verhalten 77
3.3.4   Ein Geruch 80
3.3.5   Eine Körperstruktur 83
3.3.6   Differentialdiagnose Vitalitätsverlust 83
3.3.7   Das Holz zeigt seinen Glanz 84
3.3.8   Eine spezifische Körperöffnung und Sinnesorgan 87
3.3.9   Chinesische Augendiagnose 87
3.3.10   Eine Körperflüssigkeit 89
3.3.11   Zwei Pulstaststellen 89
3.3.12   Eine Pulsqualität 91
3.3.13   Die Leitbahnen der Wandlungsphase Holz 91
3.3.13.1 Die Leber-Leitbahn 91
3.3.13.2 Die Gallenblasen-Leitbahn 93
3.3.14   Ein sittliches Verhalten 95
3.3.15   Ein geistig-seelischer Aspekt 98

4.   Die Wandlungsphase Holz im Menschen 104
4.1   Feuer im Holz 104
4.2   Wasser im Holz 105
4.3   Erde im Holz 106
4.4   Holz im Holz 108
4.5   Metall im Holz 109

5.   Störungen des Funktionskreises Leber 112
5.1   Stauung des Leber-Qi 112
5.2   Das Leber-Feuer flammt aufwärts 122
5.3   Nässe und Hitze in Leber und Gallenblase 125
5.4   Leber-Wind bewegt sich im Inneren 129
5.4.1   Das Yang der Leber entwickelt Wind 129
5.4.2   Hitze entwickelt Wind 131
5.4.3   Blut-Leere erzeugt Wind 131
5.5   Kälte-Blockierung der Leber-Gefäße 135
5.6   Leber-Yin-Schwäche/ Leber-Xue-Schwäche 138
5.7   Kombinierte Syndrome 144
5.7.1   Leber-Feuer schädigt die Lungen 144

5.7.2   *Fehlender Ausgleich zwischen Leber und Milz* 144
5.7.3   *Mangelnde Ausgewogenheit zwischen Leber und Magen* 145
5.7.4   *Leere des Yin von Leber und Niere* 145

6.   **Störungen des Funktionskreises Gallenblase** 146
6.1   Kälte-Leere der Gallenblase 146
6.2   Hitze-Fülle der Gallenblase 147

7.   **Die Leitbahnen und ihre Punkte** 149
7.1   Gallenblasen-Leitbahn 149
7.2   Leber-Leitbahn 185

8.   **Literaturverzeichnis** 199

9.   **Anschriften** 203

Register 205

Vorwort

Als die Akupunktur in den frühen fünfziger Jahren unseres Jahrhunderts in Deutschland bekannter und auch angewandt wurde, mußten sich die Anwender dieser Kunst ihr Wissen vorwiegend aus der französischen Literatur erarbeiten. Die verdienstvollen Arbeiten G. S. de Morants und seiner zeitgenössischen Adepten De la Fuye, Niboyet usw. – um nur diese zu nennen – waren die Wegweiser, als deren Dolmetscher und Interpreten in deutscher Sprache Stiefvater, Bachmann, H. Schmidt und andere zu nennen sind. Das hat sich inzwischen erheblich geändert. Ein bedeutendes, breit gefächertes Angebot aus dem gesamten angelsächsischen Raum und vorwiegend englische Übersetzungen der klassischen chinesischen und moderneren Literatur Asiens lassen wohl kaum noch Informationswünsche offen. In deutscher Sprache wird die traditionelle chinesische Medizin (TCM) in wohl kaum zu übertreffender Stringenz durch die hervorragenden Arbeiten von Prof. Dr. Manfred Porkert (und auch andere) angeboten. Ein Arbeitskreis „Altes chinesisches Schrifttum" der Arbeitsgemeinschaft für klassische Akupunktur und TCM e.V. beginnt damit, für die Kollegenschaft Wege zum Verständnis des traditionellen Schrifttums des Ursprungslandes zu erschließen.

Andererseits treten die Männer der kausal-analytisch orientierten Medizin auf den Plan, um die uralte, immer noch funktionierende Akupunktur „ihres mystischen Beiwerks" zu entkleiden und über die Neurophysiologie (etc.) gewollt in die Nähe der Neuraltherapie zu rücken. Sie machen aus einer in sich begründeten Wissenschaft des Umgangs mit den Lebensenergien eine Reflexotherapie asiatischen Ursprungs. Das mag in seinen Grenzen durchaus sinnvoll sein, geht aber an der echten TCM vorbei. Sie zeigen eigentlich nur, daß sie sich um den geisteswissenschaftlichen Gehalt dieser Medizin kaum bemüht haben.

Als hervorragendstes Beispicl dieses Un- oder Mißverständnisses sei die Lehre von den fünf Wandelzuständen herausgestellt, die den Gegenstand der hier vorliegenden Veröffentlichung bildet. Mit den Begriffen „Holz-Feuer-Erde-Metall-Wasser" können sie kaum mehr anfangen als sie verächtlich zu machen. Dabei stellen diese Begriffe geradezu einen der Akupunkturlehre innewohnenden Algorithmus dar, welcher in Durchführung endlich vieler, gleichartiger Schritte nach den Prinzipien dieser chinesischen Theorie naturphilosophischem Ursprungs zu praktisch verwertbaren Ergebnissen führt. Zumindest muß man in der Lehre von den fünf Wandelzuständen – fälschlich oft Fünf-Elemente-Lehre genannt – ein glückliches heuristisches Prinzip sehen, das durch Einfügen dieser Sequenzen in akupunktorische Sachverhalte aporektische Schwierigkeiten in brauchbare

Funktionszusammenhänge überführt. Jeder in diesen Dingen erfahrene Praktiker erfährt täglich, daß die Befolgung dieser Theorie in seinem Tun bessere Ergebnisse zeitigt als die bloße Auslösung cutivisceraler Reflexe.

Andreas Noll/Berlin und Udo Lorenzen/Kiel sind zwei erfahrene Praktiker, die neben der täglichen Akupunktur am Patienten bemüht sind, in die traditionellen Hintergründe ihrer Therapie einzudringen, sie nicht nur in der Erfahrung zu erleben, sondern auch zu durchschauen versuchen und dem Suchenden verständlich zu machen. In der hier vorliegenden Arbeit spannen sie einen weiten Bogen über das gesamte Gebiet, das sie ausführlich erläutern und dem Interessierten so nahe bringen, daß er auch praktischen Nutzen daraus schöpfen kann und sich schließlich mit ihm identifiziert. Lassen wir ihre Darstellungen für sich sprechen und wünschen wir ihrer Arbeit die weite Verbreitung, die sie verdient. Sie sollte in keiner Bibliothek eines Adepten der traditionellen chinesischen Medizin fehlen.

August Brodde

1. Vorsitzender der Arbeitsgemeinschaft für
klassische Akupunktur und traditionelle chinesische Medizin e.V.

Präsident der Société Internationale d'Acupuncture (SIA)

Einleitung

Die fünf Wandlungsphasen (Wu Xing) bilden eine grundlegende Theorie der klassischen chinesischen Medizin. Sie stellen ein Denkmodell dar, das den Kreislauf der Energie in Mikro- und Makrokosmos als Bewegung und Umwandlung von fünf Qualitäten beschreibt: *Holz, Feuer, Erde, Metall und Wasser.* **Wu Xing** heißt eigentlich „fünf Durchgänge" oder „fünf Wanderungen", es werden fünf zyklisch aufeinanderfolgende Entwicklungsstadien dargestellt:

Alles Leben wird geboren, wächst heran, gelangt zur Reife, wird alt (verfällt) und muß sterben. Dieser Wandel vollzieht sich in allen Lebensprozessen. Auch in der chinesischen Medizin hat das Modell der fünf Wandlungsphasen einen beträchtlichen Einfluß auf Physiologie, Pathologie, Diagnostik und Therapie. Die **Wu Xing** werden verwendet, um alle Phänomene im Mikro- und Makrokosmos unter die Zahl „5" einzuordnen, um so ein System der systematischen Entsprechungen aufzubauen.

Die Buchreihe **„Die Wandlungsphasen der traditionellen chinesischen Medizin"** stellt systematisch und ausführlich diese fünf Wandlungsphasen dar. Sie stellen ein universal gültiges, kosmisches Prinzip dar, wie wir es in Teilaspekten auch in anderen Kulturkreisen wiederfinden können: sei es in den vier Elementen der alten hippokratischen Humoralpathologie, in den fünf Elementen des indischen Ayurveda oder in den fünf Entien (Seinszuständen) des Paracelsus. In keinem dieser Systeme aber wurde der Aspekt der dauernden Wandlung, der Entwicklung so akzentuiert wie in der alten chinesischen Heilkunde. Hat diese doch zudem gegenüber allen anderen Kulturen den gewaltigen Vorteil einer weitgehenden Kontinuität der soziokulturellen Entwicklung und somit auch der (Schrift-)Sprache aufzuweisen. Diese Kontinuität ermöglichte es, die Empirie von Jahrtausenden in ein komplexes, in sich geschlossenes und in sich wissenschaftlich-logisches medizinisches und Weltbild einzufügen. Eine Empirie, die immer von der Einheit von Körper, Geist und Seele einerseits und einer Einheit zwischen Erde, Mensch und Himmel andererseits ausgegangen ist sowie vom Eingebundensein des Menschen in die kosmischen Zyklen.

Wir haben diese Reihe von Veröffentlichungen begonnen, um – erstmalig in dieser Form in deutscher Sprache – die Dimensionen der alten und doch neuen chinesischen Heilkunde aufzuzeigen, dem Praktizierenden bekannte Analogien in zusammengefaßter Form anzubieten und neue Erkenntnisse und Erfahrungen aus der täglichen Praxis zu vermitteln.

Wir widmen dieses Buch den großen Protagonisten der ersten Stunde für die chinesische Medizin in Deutschland: Prof. Dr. Franz Hübotter, Dr. Gerhard Bachmann, Dr. Erich Stiefvater, Dr. Heribert Schmidt, Hp Else Münster, Hp Hans Giesen und – nicht zuletzt – Hp August Brodde, denen die Akupunkteure in unserem Land die interdisziplinäre Zusammenarbeit zwischen Heilpraktikern, Ärzten und Sinologen zu verdanken haben.

Unseren Schülerinnen und Schülern sei dieses Buch zudem ganz besonders gewidmet.

Berlin und Kiel, Frühjahr 1992

Andreas Noll   **Udo Lorenzen**

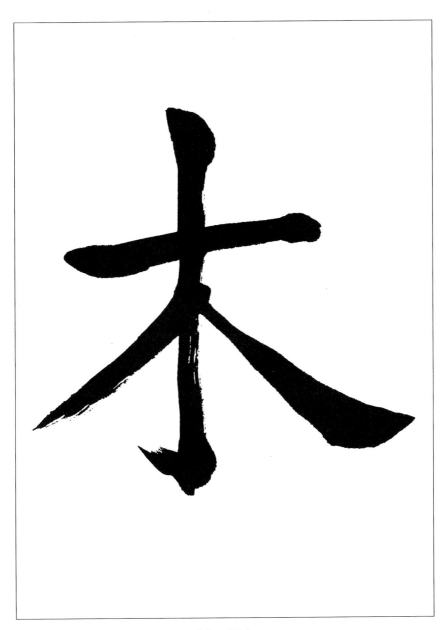

Mu = Holz

1. Holz in der Natur

Holz, chinesisch Mu, ist das Element in der chinesischen Medizin, welches die Natur am deutlichsten widerspiegelt. In jeder Pflanze, in jedem Baum begegnet uns die Qualität des Holzes.

Mu bedeutet Holz, hölzern, ein Sarg, ein Baum, gefühllos, starr, taub, töricht, dumm, Jupiter. Das Schriftzeichen zeigt einen Baum: oben die Zweige, unten die Wurzeln und in der Mitte der Stamm (WIEGER L. 119). Der Baum ist fest im Boden verankert, wächst zeit seines Lebens und breitet sich in seiner Krone nach allen Seiten aus. Um zu überleben, muß er biegsam sein, dem Sturm gegenüber nachgiebig und in seinem Standort fest verwurzelt. Ist er zu gewaltig, schränkt er den Lebensraum der Nachbarbäume ein und hemmt ihre Entwicklung; ist seine Nahrungszufuhr unzureichend, vertrocknet und verkümmert er.

Die Qualität des Holzes wird bereits in den ältesten chinesischen Klassikern erwähnt. Das SHU JING (Klassiker der Aufzeichnungen) beschreibt die fünf Wandlungsphasen wie folgt:

> *„Zuerst die fünf Wandlungsphasen (Wu Xing): Die erste ist Wasser, die zweite Feuer, die dritte Holz, die vierte Metall und die fünfte Erde.*
> *Die Qualität des Wassers ist, zu benässen und abzusinken, die des Feuers, zu entflammen und aufzusteigen, die des Holzes, flexibel zu sein (sich gerade und krumm zu biegen), die des Metalls, gehorsam und veränderbar zu sein, und die der Erde, Samen aufzunehmen und Getreide zu bilden." [1])*

Das I GING (Klassiker der Wandlungen) beschreibt Holz durch die beiden Trigramme **Zhen** und **Sun**. Zhen symbolisiert den Yang-Aspekt im Holz, den Donner, der mit Macht das neue Leben nach der Winterruhe einleitet.

> *„Der Frühling regt sich, und damit kommt Keimen und Sprossen in die Natur. Das entspricht dem Morgen des Tages. Dieses Erwachen ist dem Zeichen des Erregenden, Zhen, zugeteilt, das als Donner und elektrische Kraft aus der Erde hervorströmt." [2])*

Zhen entspricht dem ersten Lebenszeichen nach dem großen Yin des Winters, es ist das Yang im Yin oder junges Yang **(Shao Yang)**. Es ist die Umwälzung in der Natur, in der alles erstarrte Leben plötzlich in Bewegung gerät. Die ersten Pflanzen schießen durch den Erdboden, die ersten Knospen öffnen sich, die Tiere erwachen aus dem Winterschlaf und streben nach draußen. Die ganze Welt ist in Aufruhr, scheinbar konfus und doch einem inneren Plan folgend. Es ist Wendezeit, die Zeit

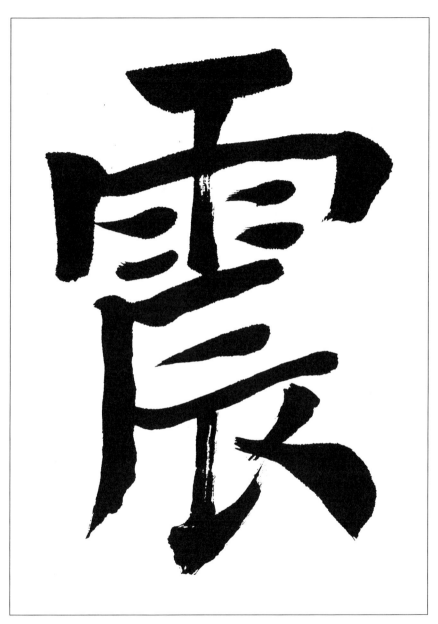

Zhen = Donner

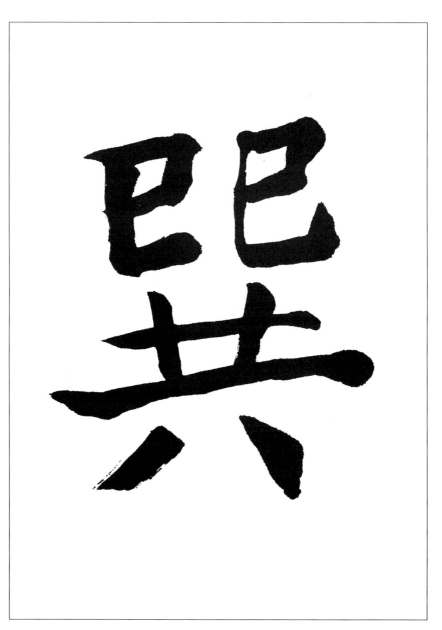

Sun = Wind

des Dunkels ist vorüber, die Sonnenwende bringt den Sieg des Lichts. Altes wird abgeschafft und Neues eingeführt.[3]) Ebenso beginnt ein neuer Tag voller Hoffnung und Pläne um die Mitternachtszeit. Die Gallenblase, der Yang-Aspekt im mikrokosmischen Holz, hat jetzt ihre maximale Aktivität (23.00–1.00 Uhr) und muß mit korrekten Entscheidungen die Voraussetzung für das Gelingen der Pläne schaffen.

Sun steht für den Yin-Aspekt im Holz, den Wind, der mit einschmeichelnder, sanfter Wärme das beginnende Leben durchdringt.

> *„Dann kommt die linde Luft, die die Pflanzenwelt erneuert und die Erde mit Grün kleidet. Dies entspricht dem Zeichen des Sanften, Eindringenden, Sun. Sun hat als Bild sowohl den Wind, der das starre Wintereis auflöst, als auch das Holz, das organisch sich entwickelt. Die Wirkung dieses Zeichens ist, daß die Dinge in ihren Formen sozusagen einströmen, sich entwickeln und auswachsen zu dem, was im Keim als Form vorgebildet ist."* [4])

Sun bringt Ordnung in das vom Donner aufgerührte Leben. Die beginnende Aktivität wird vollendet. Es ist der Yin-Aspekt im Holz, der das Wachstum organisiert. Wie der Wind den milden Blütenduft nach allen Seiten verbreitet, muß auch das Wachsen der Pflanzen und Bäume ungehindert geschehen. Sie verwurzeln sich tief im Erdboden, bekommen Halt und Standfestigkeit und wachsen stetig zum Himmel. Sie biegen sich, dem Wind entsprechend, zur Seite und richten sich wieder auf.

Holz ist flexibel, Flexibilität ist eine Holzeigenschaft.

Die Essenz der Wandlungsphase Holz zeigt sich in:

1. **beginnender Aktivität** (junges Yang)

2. **Wachstum** (ungehinderte, freie Entfaltung)

3. **Flexibilität** (biegsam und nachgiebig) und

4. **Verwurzelung** (Ernährung und Standfestigkeit).

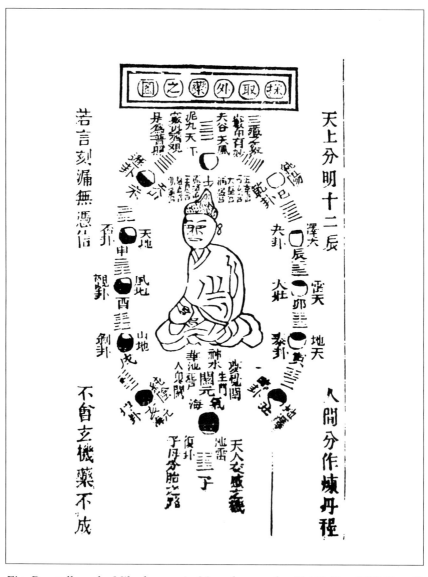

Eine Darstellung des Mikrokosmos im Menschen aus dem Nei Jin Tan, 1622. Es stellt einen daoistischen Adepten dar, der von den zwölf Mondphasen umgeben ist – jede durch ein Hexagramm des I Ging symbolisiert –, die die Praxis taoistischer Übungen bestimmen.

20

2. Holz im Menschen

1. Beginnende Aktivität

Die Zeit am Morgen im Osten, der Anfang einer Aktion – es ist die potentielle Aktivität (Porkert) des Shao Yang. Nach einer Ruhepause folgt Bewegung, die Nacht endet mit dem Morgen, und im Osten geht die Sonne auf. Das Neugeborene tritt aus dem Dunkel des Uterus ans Licht der Außenwelt (Holz-Yang), die Kindheit vollendet die Geburt (Holz-Yin). Die Entwicklungszyklen für Mann und Frau sind durch die Zahlen 8 und 7 festgelegt (vgl. Su Wen, Kap. 1).[5]) Entsprechend den fünf Wandlungsphasen verläuft auch das Menschenleben in fünf Stadien: geboren werden, wachsen, reifen, zerfallen und sterben. Jede Phase durchläuft 2x7 bzw. 2x8 Jahre und steht für eine bestimmte Entwicklungsstufe.

Die Kindheit als Holz-Phase ist die Zeit, in der wir das Wachstum des Menschen am deutlichsten wahrnehmen. Das junge Yang verschafft sich mit Vehemenz Gehör. Besonders Kinder haben das Bedürfnis, sich nach allen Seiten auszubreiten, ihre Kraft scheint unerschöpflich. Sie sind, wie der Wind, ständig in Bewegung und oft einem Wirbelsturm gleich, wenn sie toben. Die Spannung der potentiellen Aktivität überträgt sich auf die Eltern, die jetzt die Lebensäußerungen ihrer Kinder kanalisieren müssen. Der Erziehungsstil ist mitentscheidend dafür, ob das junge Bäumchen schief wächst (autoritäre Erziehung), sich gerade aufrichten kann (demokratische Erziehung) oder sich rücksichtslos ausbreiten kann (Laisser-faire). Erziehung bedeutet Kontrolle des Holzes, ist also eine Metallfunktion (Ke-Zyklus). Ein zu strenger Vater läßt dem Kind kaum Spielraum, eine zu nachgiebige Mutter wird von dem Kind tyrannisiert. Zu alte Eltern (d. h. über 35 Jahre) sind von den Kindern leichter überfordert. Da sie sich in der Erde-Phase ihres Lebens befinden, kann die Aktivität des Holzes sie gewaltig erschüttern (Wu-Zyklus).

2. Wachstum

Wachtum ist ein beständiger Prozeß, der in jeder Lebensphase andere Akzente setzt. In der Holzphase ist das körperliche Wachstum vorherrschend, die Feuerphase regiert emotionales und soziales Wachstum, die Erdephase körperliche und geistige Reifung sowie soziale Integration, die Metallphase vollendet die Persönlichkeit (Lebensqualität und Profil), und die Wasserphase gibt uns die Weisheit, zu wissen, daß der Tod nur ein Übergangsstadium ist. Jedes Stadium im Leben hat seine besonderen Vorzüge und Herausforderungen und gibt uns die Chance zu wachsen.

Wachstum bedeutet Leben, Stillstand den Tod. Wenn unser menschlicher Lebensbaum aufhört zu wachsen, entstehen Störungen auf vielen Ebenen:

- **körperlich:** Wachstumsanomalien
- **emotional:** das Unvermögen, Gefühle auszudrücken (besonders Wut und Ärger), Depressionen mit Globus hystericus und emotionaler Verkümmerung
- **geistig-seelisch:** Ängstlichkeit, Feigheit, Blackouts (z. B. einer Prüfungssituation nicht gewachsen zu sein), Alpträume (z. B. in der Falle zu sitzen, sich nicht bewegen zu können), intellektuelle Retardierungen und religiöse Ignoranz, Autismus
- **sozial:** unsoziales Verhalten, übertriebener Egoismus, Liebes- und Bindungsunfähigkeit, zerstörerisches Verhalten bis hin zum Terrorismus, Autoaggressionen bis hin zum Selbstmord, Sadismus, Masochismus, Machtliebe, Konkurrenzverhalten u. v. m.

Das rücksichtslose Verhalten der Menschen gegenüber ihrer Mutter Erde zeigt besonders deutlich, wohin **unbegrenztes Wachstum** führt: zu Zerstörung der Umwelt, Ausbeutung der Ressourcen und Bevölkerungsexplosion. Holz zerstört Erde (Ke-Zyklus) und mißachtet die Kontrolle des Metalls. Nicht nur das Ozonloch ist ein Beispiel für das flegelhafte Verhalten dem himmlischen Vater gegenüber. Wer die Übersicht über das Ganze verloren hat, sieht nur die eigenen Interessen und ist verblendet. Wer materielles Wachstum zum Lebensinhalt macht, ist in der Holzphase steckengeblieben. Die Umwandlung in Feuer findet nicht statt, so daß wirkliche Lebensfreude, die Shen-geprägt ist, nicht erfahren wird.

Wenn das freie Fließen des Qi im Wachstumsprozeß blockiert ist, dient besonders die Holzschranke zur Öffnung des Energiezuflusses.

Der Punkt **Leber 1** heißt auch **Da Shun** = große Übereinstimmung; als Holzpunkt des Leber-Meridians korrigiert er gegenläufiges Qi[6], bringt die Yang-Energie zurück, klärt die geistig-seelischen Aktivitäten (Hun) und öffnet die Sinne für spirituelle Energien.

Holzpunkte der Yin-Leitbahnen sind auch gleichzeitig die **Jing-(Brunnen)-**Punkte. Es sind ebenfalls die Eintrittspunkte der Yang-Energie aus den Bahnen der Muskeln und Sehnen (Jin Jing) in die Hauptleitbahnen. Es wird Wei Qi stimuliert, wenn wir die Jing-Punkte nadeln.

3. Flexibilität

Ebenso wie ein Baum sich nach allen Seiten biegen kann, wenn er gesund ist, sollte auch der Mensch die Fähigkeit besitzen, sich den Umständen entsprechend zu verhalten. Er sollte flexibel reagieren können, ohne seinen Standort (seine Wurzeln) zu verlieren. Störungen in der Flexibilität zeigen sich körperlich in rheumatoiden Erkrankungen (Starrheit der Gelenke), Krämpfen und Lähmungen, M. Parkinson etc. Das Krankheitsbild ist oft sichtbarer Ausdruck einer mangelnden Anpassungsfähigkeit und inneren Rigidität des Patienten. Es handelt sich um hartnäckige, unnachgiebige Menschen ohne echte Lebensfreude, da auch hier die Umwandlung in Feuer (= heitere Gelassenheit), nicht stattgefunden hat. Gestörte Flexibilität im sozialen Bereich zeigt sich im Nichtverzeihenkönnen und Beharren auf veralteten Standpunkten. Eine Kränkung nicht überwinden zu können und dem anderen noch nach Jahren Haß und Aggression nachzutragen, sind deutliche Merkmale für ein gestörtes Holzelement. Ein Holz-Yang-Typus trägt Haß und Wut nach außen und versucht mit Gewalt, seine Interessen durchzusetzen. Ein Holz-Yin-Typus unterdrückt seine Wut und ist zu feige, sich zu behaupten.

Übertriebene Flexibilität finden wir beim Opportunisten, der sein Fähnchen nach dem Wind hängt und zum Spielball fremder Mächte wird. Mangelnde Flexibilität im geistig-seelischen Bereich zeigen die Vertreter bestimmter Parteien, Religionen und Sekten, die ihr Denkmodell als das einzig wahre verkünden und andere denunzieren. Schließlich bedeutet auch eine Überempfindlichkeit gegenüber klimatischen Faktoren (insbesondere Wind), daß der Mensch sich den Veränderungen in der Umwelt nicht anpassen kann.

Holz symbolisiert auch Nachgiebigkeit bei äußerem Druck. Das Aikido, eine japanische Selbstverteidigungskunst, demonstriert diesen Aspekt sehr gut. Der Angreifer wird durch die Wucht seiner eigenen Kraft zu Fall gebracht, indem der Verteidiger nachgibt, d. h. zurückweicht. Daß Nachgiebigkeit Leben bedeutet und übertriebene Härte den Tod, beschreibt schon LAO ZI im 76. Kapitel des „Dao de Jing":

„Der Mensch ist bei seiner Geburt nachgiebig und schwach, im Tod jedoch steif und hart. Alle Dinge, Gräser und Bäume, sind nachgiebig und biegsam, wenn sie leben, verdorrt und trocken, wenn sie sterben.
Man kann also sagen: Das Steife und Harte sind die Begleiter des Todes, das Zarte und Schwache sind die Begleiter des Lebens." [7])

4. Verwurzelung

Verwurzelung ist der letzte Aspekt der Wandlungsphase Holz. Er beschreibt die Art und Weise, wie wir mit der Erde verbunden sind. Unsere Wurzeln bestimmen unser Standvermögen und die Art, wie wir in der Welt stehen. Eine stabile Verwurzelung ist die Grundlage für eine solide Lebensplanung voller Hoffnung und Optimismus. Auch in Krisenzeiten kann einen so leicht nichts umstoßen. **Erdung** (englisch:

grounding) ist ein wichtiger Bestandteil der körperorientierten Psychotherapie (z. B. Bioenergetik). Ein fester Stand ist die Voraussetzung für die Ausführung aller asiatischen Kampfsportarten (z. B. Karate und Kung Fu).

Was passiert, wenn wir schlecht verwurzelt sind und uns jeder Windstoß umstößt? Wir verlieren den Boden unter den Füßen, geraten aus dem Gleichgewicht und irren ziel- und planlos durch das Leben. Es gibt keine Hoffnung! Pessimismus macht sich breit. Auf der körperlichen Ebene signalisieren Symptome wie Schwindelanfälle, Epilepsie und Ataxien[8]) eine gestörte Erdung. Im sozialen Bereich ist es die Unfähigkeit, neue Wurzeln zu schlagen. Jeder Wechsel von Wohnung, Arbeitsplatz oder Beziehung bringt enorme Probleme und aktiviert die Lebensunsicherheit des holzgestörten Menschen.

Der Klassiker der Schwierigkeiten (NAN JING) beschreibt die Wichtigkeit der Wurzeln:

„Das Ursprungs-Qi der Nieren bildet die Wurzeln und Grundlagen einer Person. Sind die Wurzeln abgeschnitten, werden die Zweige und Blätter vertrocknen." (Kap. 8).

Das angeborene Vermögen des Menschen ist die Basis für eine gute Verwurzelung. Wasser ernährt Holz, nur was wirklich fundiert ist, kann sich entfalten. Die Potenzen der Nieren werden durch das Holz umgesetzt und verwirklicht.

Neben den elementaren Holzeigenschaften werden noch andere Entsprechungen mit dem Holz in Beziehung gebracht. Grundlegendes darüber finden wir im NEI JING, SU WEN (Kap. 4, 5, 23, 67):

„Die Farbe des Ostens ist Grün, damit steht sie in direkter Verbindung mit der Leber. Sie hat ihre Öffnung in den Augen und speichert ihre Essenz in der Leber. Krankheiten der Leber zeigen sich im emotionalen Bereich. Die Leber entspricht dem sauren Geschmack, ihre Natur sind die Gräser und Bäume. Ihr Haustier ist das Geflügel (der Hahn), ihr Getreide der Weizen, ihr Planet ist der Jupiter, der Jahresstern. Die Energie des Frühlings bewegt sich nach oben, die menschliche Energie geht im Frühling zum Kopf[9]). Ihr Ton ist Jiao [10]) (das Horn), ihre Zahl die 8. Krankheiten der Leber zeigen sich (auch) im Muskel-Sehnenapparat. Ihr Geruch ist der nach Schweiß und Urin." (Kapitel 4)

Das 5. Kapitel führt weiter aus:

„Die östliche Region erzeugt den Wind, der Wind das Holz und Holz den sauren Geschmack. Saures ernährt die Leber, die Leber die Muskeln und Sehnen, und die Muskelaktivität stärkt das Herz. Die Leber beherrscht die

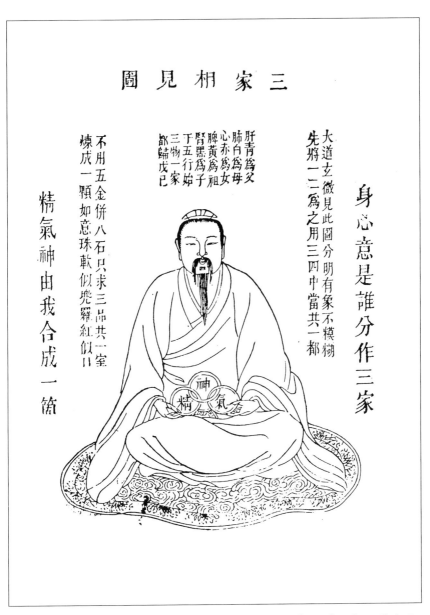

Ein daoistischer Adept hält in seinen Händen die miteinander verbundenen Primär-energien Shen, Qi und Jing.

Augen. Im Himmel entspricht dies dem Mysteriösen [11]) (der Morgendämmerung), im Menschen dem Dao und auf der Erde der stetigen Umwandlung. Die Umwandlungen erzeugen die fünf Geschmäcker, das Dao bringt Weisheit hervor, und das Mysteriöse bildet Shen, die kosmische Seele. Shen im Himmel entspricht dem Wind, auf der Erde dem Holz und im Menschen der Muskelkraft. Unter den Zang-Organen entspricht ihr die Leber, ihre Farbe ist Grün, ihre Musiknote Jiao. Der menschlichen Stimme verleiht sie das Rufen, im Verhalten entspricht ihr das Ergreifen und Zupacken. Von den Körperöffnungen zeigt sich ihr Glanz in den Augen, als Geschmack entspricht ihr das Saure und von den Gefühlsregungen der Zorn. Zuviel Zorn schädigt die Leber, aber Traurigkeit kann den Zorn überwinden. Wind schädigt die Muskeln und Sehnen, aber Trockenheit bezwingt den Wind. Zuviel Saures schädigt (ebenfalls) die Muskeln und Sehnen, aber Scharfes überwindet den sauren Geschmack." [12])

Im Mikrokosmos bilden die Funktionskreise **Leber (Gan)** und **Gallenblase (Dan)** ein Innen-Außenverhältnis. Die Leber ist der Yin-Aspekt der Gallenblase, die Gallenblase ist der Yang-Aspekt der Leber. *„Die Leber ist im Einklang mit der Gallenblase, und die Gallenblase entspricht den Muskeln und Sehnen."* (Ling Shu, Kap. 47). Das Innere (**LI** = Innenseite eines Mantels, das Futter) wird bevorzugt über Punkte der Leber-Leitbahn behandelt, also Organstörungen, emotionale Probleme, chronische Erkrankungen und Leere-Syndrome im Holz, das Äußere (**Biao** = Oberfläche, Außenseite) über den Gallenblasen-Meridian, hier rheumatoide Beschwerden, akute Krankheiten durch exogene Faktoren (Wind) und Fülle-Syndrome.

Es ist kein Zufall, daß der Meisterpunkt[13]) der Muskeln und Sehnen auf dem Gallenblasen-Meridian liegt. **Gallenblase 34, Yang Ling Quan** = *Quelle am Yang-Hügel,* befeuchtet und ernährt alle Muskeln, Bänder und Sehnen und reguliert ihr Zusammenspiel im Krafteinsatz. Die Nadelung diese Punktes fördert die Flexibilität im gestörten Holz-Element, und das nicht nur bei steifen Extremitäten.

Ein anderer wichtiger Punkt des Gallenblasen-Meridians ist **Gallenblase 20, Feng Chi** = *Windteich.* Man könnte ihn als Meisterpunkt bei Winderkrankungen bezeichnen. Bei Erkältungs- und Augenerkrankungen durch exogenen Wind hilft er, den Wind zu regulieren und auszuleiten, bei innerem Leber-Wind öffnet er die Sinnesorgane und beruhigt den Geist (dispergierend nadeln). Leber und Gallenblase sind in ihrem Wirken so dicht beieinander, daß der chinesische Volksmund engste Verbundenheit und intime Nähe damit vergleicht.

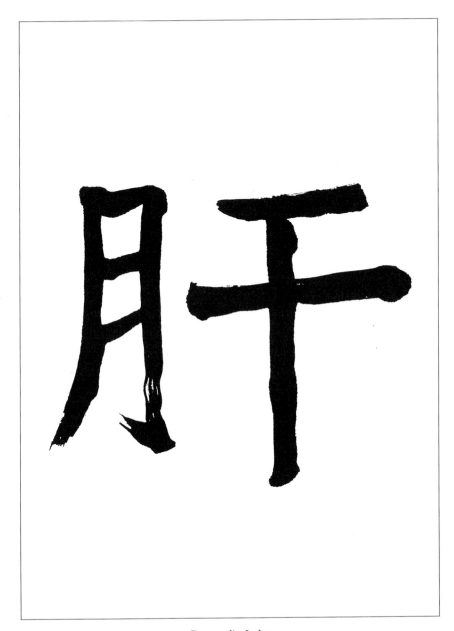

Gan = die Leber

Der General und sein Richter –
2.1 Die Holzfunktion im mikrokosmischen Staatsapparat

Die Leber (Gan)

Das Schriftzeichen hat als Radikal Fleisch/Körperteil, daneben eine Keule oder einen Schild (WIEGER, L. 102 A).

Das Bild symbolisiert etwas Wehrhaftes und Starkes. Mit einer Keule kann man angreifen und zerstören, mit einem Schild verteidigen und beschützen. Mit soviel möglicher Kraft ausgestattet, hat die Leber auch als grundlegende Funktion die Aufgabe eines Generals.

> *„Die Leber ist mit einem militärischen Führer vergleichbar. Die Einschätzung der Umstände und das Pläne-Schmieden stammen von ihr."* (Su Wen, Kap. 8.)

PORKERT beschreibt die Leber *„als einen General, der die Quelle von Plänen und Überlegungen ist".*[14])

Ein Oberbefehlshaber der Streitkräfte vermittelt das Gefühl von Kraft und Stärke. Die Verbindung zur möglichen Aktivität des Holzes im Frühling ist offensichtlich. Alles ist möglich: Angriff oder Rückzug, ausschwärmen oder den Standort halten. Fight or Flight. Die Reserve (das Leber-Yin) ist entscheidend dafür, ob eine Offensive durchgehalten wird oder sich als Strohfeuer entpuppt (Leere-Feuer). Die Stärke des Leber-Qi bestimmt die Art und Weise unserer Selbstdarstellung, die Nierenessenz unser Durchhaltevermögen. Die aktuelle Struktivität des Wassers wird vom Holz aktiviert und nach außen gebracht. Die Leber kontrolliert den Energiefluß und sorgt dafür, daß sich die Impulse nach allen Seiten ausbreiten können.[15]) Es ist die Vorbereitungsphase zur tatsächlichen Aktion des Feuers. Nur die richtige Einschätzung der Umstände läßt einen Standort finden, von dem aus sinnvolle Pläne entwickelt werden können. Unser General sollte immer die Übersicht behalten. Unter Berücksichtigung aller Faktoren entscheidet er über den Krafteinsatz. Eine weitsichtige Planung beinhaltet das richtige Einschätzen der eigenen Kräfte, Rücksicht auf andere, Nachsicht für Schwächere und Vorsicht vor Stärkeren. Der Kurzsichtige sieht nur sich selbst und sein eigenes überschaubares Umfeld, nicht das Ganze. Das Sinnesorgan der Wandlungsphase Holz ist das **Auge,** und das nicht nur in physiologischer Hinsicht. Wer den Wald vor lauter Bäumen nicht sieht, klammert sich stur ans Detail und verliert seine Flexibilität.

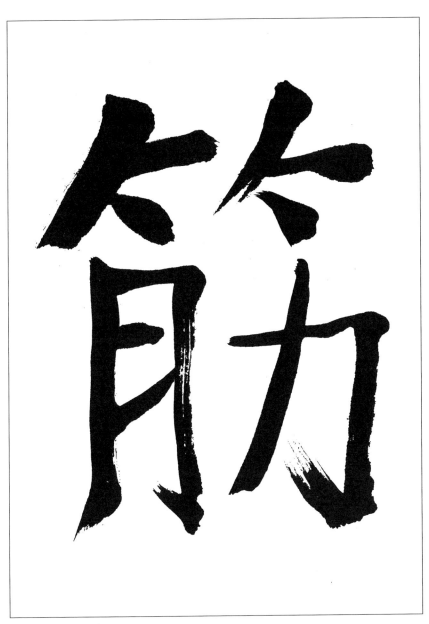

Jin = Muskeln, Sehnen und Bänder

2.2 Die Leber reguliert die Kraftentfaltung

Die vollkommene Darstellung der Leber zeigt sich in den Muskeln und Sehnen. Hier entfaltet sie ihre eigentlichen Kräfte. Der chinesische Terminus ist **Jin** und bezeichnet das Zusammenspiel von Muskeln, Bändern und Sehnen, also den gesamten aktiven Bewegungsapparat. Das **Schriftzeichen für Jin** zeigt als Radikal Bambus sowie Fleisch und Kraft. Der Bambus symbolisiert die Eigenschaften der Wandlungsphase Holz besonders deutlich; es ist eine immergrüne Pflanze, die rapide wächst und ein Höchstmaß an Flexibilität besitzt. Dabei ist der Bambus sehr stabil und dient als Grundlage für Körbe, Stühle, Speere, Zäune und sogar Wohnhäuser.

Regelmäßiges Training im **Taiji**[16]) verspricht die Geschmeidigkeit von Bambus und die Kraft eines Holzfällers. Ungehinderte Bewegungsabläufe und optimaler Krafteinsatz sprechen für eine gesunde Holz-Energie, Inkoordination und Kraftlosigkeit für eine Störung im Holz.

Ein umsichtiger General setzt seine Kräfte mit Überlegung ein und hat eine Strategie. Wenn nicht, wird er seinen Krieg verlieren. Die Kriegskunst des SUN ZI aus dem 4. Jahrhundert v. Chr. gibt dazu folgenden Hinweis:

„Wenn der General der gegnerischen Armee leicht in Wut gebracht werden kann, dann tue alles, um ihn zu ärgern; in diesem Moment wird sich sein Geist verwirren und seine klare Einschätzung verlorengehen. Er wird, blind vor Wut, seine Armee in Bewegung setzen und den Krieg verlieren.“ [17])

2.3 Die Leber und ihr gefühlsmäßiger Ausdruck

In diesem Hinweis auf das Dao der Kriegskunst wird eine weitere Entsprechung der Wandlungsphase Holz erwähnt, die Emotion Zorn, chin. **Nu**. Ein gewisses Maß an Wut ist notwendig, um sich durchsetzen zu können. Aggressives Verhalten ist wichtig, um auf seinem Weg voranzukommen. „Aggression" leitet sich ab von dem lateinischen Verb „aggredere" = angreifen, aber auch voranschreiten, sich nähern. Es wird eine Bewegung nach vorn beschrieben. Das chinesische Wort **Nu** bedeutet Wut, Ärger, Zorn, Leidenschaft. Das **Schriftzeichen** hat das Radikal Herz und Diener oder Sklave. Als Diener des Herzens ist die Emotion Zorn die notwendige Aggression zur Ausführung der kaiserlichen Befehle, die im ganzen Reich verbreitet werden müssen. Wieder stoßen wir auf die wichtige Funktion der Leber, den freien Fluß aller Lebensäußerungen zu regulieren.

Übermäßige Wut jedoch macht unseren General jähzornig und zum Sklaven seiner Gefühle. Zuviel Zorn schädigt die Leber, aber Traurigkeit überwindet den Zorn!

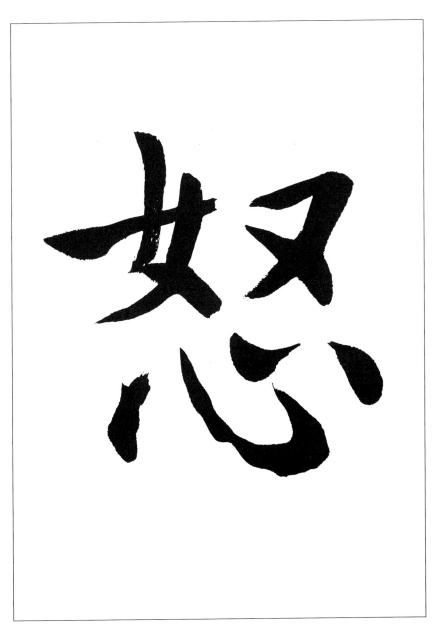

Nu = der Zorn

Hier muß die Kontrolle des Metalls gestärkt werden, z. B. über **Lunge 5, Chi Ze** = *Sumpf der Ellenbeuge,* der zuviel Hitze im oberen Erwärmer abkühlt und die Bändigung des Lungen-Yin über das aufflammende Leber-Yang wiederherstellt (als **Wasserpunkt).**

Unterdrückte Wut kann den freien Fluß des Qi blockieren, so daß Depressionen entstehen. „Depression" kommt von lat. „deprimere" = herabdrücken und bezeichnet einen Zustand stagnierender Lebensäußerungen. Alles ist niedergedrückt: die Vitalität, die Stimmung und die geistige Beweglichkeit. Länger andauernde Depressionen führen anschließend zur Hoffnungslosigkeit und suizidalen Gedanken.

Die folgende Geschichte beschreibt eine Möglichkeit des Umgangs mit Depressionen:

Der Arzt Wen Chi opfert sein Leben

Die Minister von Chi waren verzweifelt. Seit Wochen kümmerte sich der König nicht mehr um die Staatsgeschäfte und zeigte nicht das geringste Interesse für das, was um ihn vorging. Er, der sonst so tatkräftig und energisch war, lag völlig apathisch im Bett und klagte über entsetzliche Müdigkeit.

Jede Nahrung, die er in letzter Zeit zu sich nahm, hatte er sofort wieder erbrochen. Während der Berichterstattung der Minister starrte er teilnahmslos ins Leere. Endlich entschloß sich der Thronfolger, den berühmten Arzt Wen Chi zu Rate zu ziehen. Wen Chi folgte dem Ruf und untersuchte den König eingehend. Er prüfte die einzelnen Pulse, betrachtete die Zunge und studierte lange Gesichtsfarbe und Stimme des Kranken. Dann verließ er den König und erklärte er, werde am nächsten Tag um die gleiche Stunde wiederkommen.

„Der Zustand des Königs ist sehr ernst", sagte er zum Thronfolger, als er diesen vor dem Weggehen aufsuchte. *„Seine derzeitige seelische Einstellung muß sofort behoben werden, sonst ist er verloren. Ich fürchte nur, wenn ich ihn rette, wird es mein eigenes Leben kosten."*

Auf die Frage des Thronfolgers, was er damit sagen wolle, erklärte er: *„Nur wenn es mir gelingt, den König in furchtbare Wut zu versetzen, kann er gesunden. Tue ich dies aber, dann wird er mich hinrichten lassen."*

Der Thronfolger beschwor ihn, alles zu versuchen, den König am Leben zu erhalten, und beteuerte, er könne ganz ohne Sorge sein. Er und auch die Königin würden es nie zulassen, daß ihm auch nur das geringste Leid geschehe. Am nächsten Tag erwartete der König zur festgesetzten Zeit den Besuch des Arztes. Stunde um Stunde verging, doch Wen Chi kam nicht. Auch kein Diener kam, der Wen Chi entschuldigt hätte. Diese grobe Unhöflichkeit mißfiel dem König sehr, und als auch während der kommenden Tage Wen Chi den König vergeblich warten ließ, wurde er ernstlich böse.

Endlich, vier Tage später erschien Doktor Wen Chi beim König. Ohne sich seiner Schuhe zu entledigen, trat er an des Königs Lager, stellte brüsk einige Fragen an ihn und beschmutzte mit seinen Schuhen unbekümmert das Gewand des Königs. Nicht genug damit, erfrechte er sich, so anmaßende Äußerungen zu tun, daß der König empört von seinem Lager aufsprang, Wen Chi zornbebend aus dem Zimmer wies und seinen Beamten den Befehl erteilte, den Arzt zur Strafe für sein unerhörtes Benehmen in einen Kessel siedendes Öl zu werfen.

Kaum hatte er den Befehl ausgesprochen, fühlte er sich völlig frisch, verlangte nach einem ausgiebigen Essen und hatte nicht mehr die geringsten Beschwerden.

Der Thronfolger und die Königin hörten mit Entsetzen, was der König angeordnet hatte, und flehten ihn an, er solle Wen Chi die Strafe erlassen. Doch die frühere Apathie war ganz und gar vom König gewichen, und er bestand unerbittlich auf der augenblicklichen Ausführung seines Befehls.

Die Schergen packten Doktor Wen Chi und warfen ihn in das siedende Öl.

Eine etwas weniger riskante Methode ist beispielsweise die Akupunktur. Bei stagnierendem Leber-Qi kann auch die Nadelung von **Leber 14, Qi Men** (auch Tor der Hoffnung) den Energiefluß wieder anregen und so hoffnungsvollere Perspektiven ermöglichen. **Leber 14** beruhigt die Leber, löst Stasen, befreit das Qi, zerstreut die Hitze im oberen Erwärmer und wandelt Schleim um, der das Herz umnebelt.

Unterdrückte Wut ist eine häufige Ursache für somatische Erkrankungen. Wer seine Wut im Bauch behält, akkumuliert sie im Inneren und materialisiert sie als Gallensteine, Gastritis oder Magenulcus. Oft spürt man die Aggressionen des Patienten unterschwellig als übermäßige Kritik, Ironie oder als stillen Vorwurf. Vielen Menschen fehlt die Fähigkeit, Konflikte bei sich zu erkennen und nach außen zu tragen. Steter Tropfen höhlt den Stein, und wenn das Faß überläuft, entsteht ein Vulkanausbruch, der unangemessen und unverständlich erscheint. Blind vor Wut kommt es zu destruktivem Verhalten[18]), manchmal sogar zu Verzweiflungstaten, die ins Gefängnis führen. Die Zeitungen sind voll von

Nachrichten über Familienväter, die sich und ihre Familie umbringen, oder über Amokläufer, die ein Massaker auf der Straße anrichten. In der chinesischen Medizin sprechen wir von einem aufflammenden Leber-Feuer, das den Geist verwirrt. Das lange gestaute Leber-Qi wird zu Feuer und schlägt so heftig nach oben, daß der Verstand „verbrennt". Die rote Wut produziert viel Hitze im oberen Erwärmer und kann zu klinischen Symptomen wie Migräne, Konjunktivitis und heftigem Erbrechen führen.

Immer häufiger treten die sogenannten Autoimmunerkrankungen auf, bei denen der ganze Körper Abwehrstoffe gegen körpereigenes Gewebe produziert. Man spricht auch von Autoaggressionskrankheiten. Meist sind Frauen mehr als Männer betroffen. Es scheint, als ob die geschlechtsspezifische Sozialisierung der Frau, während der aggressives Verhalten eher sanktioniert wird, die Bereitschaft für diese Erkrankung fördert. Andererseits betont die männliche Erziehung ein Übermaß an Selbstbehauptung und Durchsetzungsvermögen. Die Fähigkeit zu trauern und zu weinen ist oft unterentwickelt, so daß die notwendige Kontrolle über das Holzelement zu schwach ist. Übermäßiger Zorn entsteht.

Ein gesunder Umgang mit der Wut

Um das Bild des militärischen Führers nochmals zu verwenden: Wenn der General vor Wut blind ist, dann schickt er seine Truppen auch in solche Gebiete, die er nicht mehr kontrollieren kann und zu denen der Weg für den Nachschub zu weit ist. Es fehlt die Verbindung zur Basis, und schließlich wird die Armee aufgerieben. Wahre Stärke zeigt sich in der Zurückhaltung und dem richtigen Zeitpunkt des Krafteinsatzes. In der Parabel über den **Kampfhahn** schreibt **ZHUANG ZI:**

> *„Ji Sing Zi trainierte einen besonderen Hahn für seinen Herrn Xuang. Als der König nach zehn Tagen fragte, ob der Vogel schon für den Kampf bereit sei, antwortete Ji Sing: ,Noch nicht, er ist noch voller Feuer und fängt mit jedem Vogel einen Streit an. Er ist zu überheblich in seiner Stärke.' Zehn Tage später fragte der König wieder, und abermals sagte der Trainer: ,Noch nicht, er flattert noch, wenn er einen anderen Hahn krähen hört.' Zehn Tage später bekam der König zu hören: ,Noch nicht, er hat immer noch diesen grimmigen Gesichtsausdruck und plustert sein Gefieder.' Schließlich sagte Ji Sing nach weiteren zehn Tagen: ,Nun ist der Hahn fast fertig. Wenn ein anderer Vogel kräht, sieht man in seinen Augen kein Flackern. Er steht da, unbeweglich, fast wie aus Holz. Er ist nun ein reifer Kämpfer. Die anderen Vögel werden ihn einmal ansehen und dann die Flucht ergreifen.'"* [19])

34

2.4 Die Gallenblase als Orientierungsinstanz

Die Gallenblase (Dan) nimmt eine besondere Stellung unter den Fu-Organen ein. Sie hat nicht direkt mit der Aufnahme, Zerlegung und dem Transport der unreinen Nahrungsenergie zu tun, sondern speichert die Gallenflüssigkeit, ein reines Produkt der Leber und somit Essenz (Jing). In dieser Funktion erfüllt sie eine Zang-Aufgabe. Die Gallenblase wird deshalb auch als ein außergewöhnliches Fu-Organ bezeichnet (Qi Heng Zhi Fu).[20]) Sie nimmt eine Mitte(l)-Stellung (=vermittelt) zwischen den Zang und Fu ein.

Das NEI JING beschreibt die Funktion der Gallenblase:

> *„Die Gallenblase ist verantwortlich für die korrekte Mitte. Urteilsvermögen und Entscheidungen kommen von ihr."* (Su Wen, Kap. 8)

LU übersetzt:

> *„Die Gallenblase ist die kaiserliche Gerichtsbarkeit; von ihr stammt das Urteilsvermögen."*[21])

PORKERT übersetzt:

> *„Im Organismus hat die Gallenblase die Funktion eines Orientierungsorgans, von dem das Entscheidungsvermögen ausgeht."*[22])

Dieser Funktionskreis gibt die richtungsweisenden Impulse für alle anderen Organe!

> *„Alle elf Funktionskreise erhalten ihren Einsatzbefehl von der Gallenblase."* (Su Wen, Kap. 9)

Es ist die Gallenblase, die entscheidet, was exakt (Zheng) ist und den Kern einer Sache (Zhong) trifft. Hier wird die enge Beziehung zwischen Leber und Gallenblase besonders deutlich: Die Leber macht die Pläne und entwickelt Strategien, aber erst die Gallenblase entscheidet über die korrekte Durchführung und vermittelt die Impulse an die Zielorgane. Sie ist der Yang-Aspekt der Leber und ermöglicht die Kraftentfaltung des Generals.

Auch die übrigen Funktionskreise brauchen den Impuls von der Gallenblase: Der Herz-Kaiser geht zur Gallenblase und bekommt von ihr die Korrektheit seines (Nicht-)Tuns; Herz und Gallenblase stehen über die Organuhr in direkter Beziehung (Mitternacht-Mittag-Regel). Der Dünndarm braucht die Entscheidungshilfe der Gallenblase, um das Klare vom Trüben zu trennen und so seine Differenzierungsaufgaben zu erfüllen. Die Harnblase orientiert sich nach den Richtlinien der Gallenblase, die entscheidet, wieviel Flüssigkeit zurückgehalten und wieviel verdampft bzw. ausgeschieden wird.

Die Gallenblase ist das Shao Yang im menschlichen Organismus, das mit Macht neues Leben hervorbringt; ebenso wie der Tag nach 24.00 Uhr (Maximalzeit der Gallenblase) beginnt und das neue Jahr mit Zhen, dem Donner. Der erste Monat im Jahr heißt bei den Chinesen **Zheng Yue** = korrekter Monat. Es ist die Wendezeit nach dem Dunkel, die Sonnenwende bringt den Sieg des Lichts (s. o.). Das neue Leben bekommt hier den richtungsweisenden Einfluß. Von den Himmelsstämmen, den Zeitemblemen der chinesischen Astrologie, entspricht der erste Stamm **Jia** der Gallenblase. Sein Schriftzeichen zeigt eine Knospe in ihrer Schutzhülle, die gerade aufbricht oder im Aufbrechen begriffen ist.[23])

Die Gallenblase gibt unserem Leben, kraft ihres Urteils- und Entscheidungsvermögens, eine gute Richtung. Alles, was nicht korrekt **(Zheng)** ist, ist schlecht für unser Leben und macht uns krank. Die Gradläufigkeit unserer Energie = **Zheng Qi** [24]) beschreibt die korrekte Funktion unserer Lebensäußerungen, besonders die Fähigkeit, krankmachende Einflüsse **(Xie Qi)** abzuwehren.

2.5 Die Gallenblase vermittelt die goldene Mitte

Shao Yang ist angelpunktartig, Drehtür zwischen Innen und Außen. Durch die Kopplung mit dem **San Jiao** (3. Erwärmer) ist die Gallenblase auch mit den Wurzeln unseres Lebens im **Ming Men** verankert. Ming Men (= das Lebenstor) ist der Sitz der ursprünglichen Energie **(Yuan Qi),** die durch den 3. Erwärmer im ganzen Körper verteilt wird (Nan Jing, Kap. 66). Auch für diese wichtige Aufgabe gibt die Gallenblase den entscheidenden Impuls.

Was passiert, wenn unser Urteilsvermögen getrübt ist, wenn uns der Maßstab für das Korrekte verloren geht und jede Entscheidung schwerfällt? Wir sind verwirrt, ängstlich besorgt um Kleinigkeiten und unfähig, adäquat zu handeln. Schließlich verlieren wir den Boden unter den Füßen, hängen in der Schwebe und sind wie ein Strohhalm im Wind. Die goldene Mitte ist uns verlorengegangen. Das Qi der Gallenblase ist hier gestört und muß über Reizpunkte ihrer Leitbahn korrigiert werden.

Der chinesische Terminus **Xuan** beschreibt oben genannte Störungen recht gut. Das Schriftzeichen zeigt eine Hinrichtungsstätte der Justizbehörde, in der die Verurteilten mit dem Kopf nach unten aufgehängt wurden. Im weiteren Sinne wird Xuan verwendet für: in der Schwebe sein, ängstlich, besorgt, Unentschlossenheit und Unsicherheit (vgl. Wieger L. 92 B). Besonders auf dem Gallenblasen-Meridian befinden sich Punkte, die Xuan im Namen tragen:

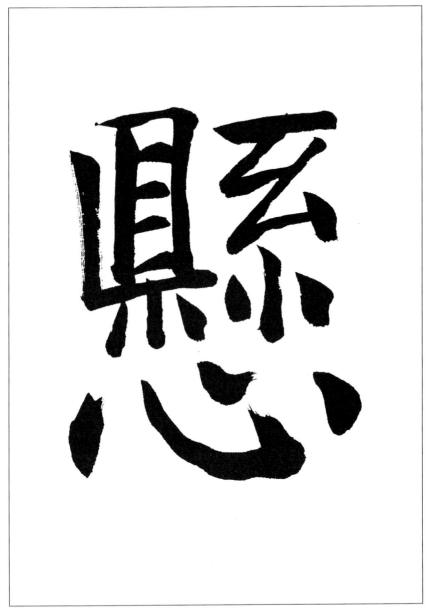

Xuan = ängstlich, in der Schwebe

- **Gallenblase 5: Xuan Lu**
  = hängende Stirn (im Sinne von Sorgenfalten)
- **Gallenblase 6: Xuan Li**
  = Regelung der Unentschlossenheit
- **Gallenblase 39: Xuan Zhong**
  = Glocke der Ängstlichkeit
- **Leber 4: Xuan Quan**
  = Quelle der Ängstlichkeit
- **Du Mai 5: Xuan Shu**
  = Achse der Unentschiedenheit
- **Ren Mai 24: Xuan Jiang**
  = Hängender Brei[25])

2.6 Die Gallenblase und der Mut

Die Gallenblase ist der Sitz von Mut und Tapferkeit. Wer eine kleine Gallenblase hat, ist ängstlich und furchtsam, wer eine große Gallenblase hat, kühn und wagemutig. Im alten China wurde die Gallenblase eines besonders mutigen Kriegers gegessen in der Hoffnung, seine Tapferkeit werde auf die Konsumenten übergehen.[26])

Die große Bedeutung der Gallenblase in der chinesischen Medizin wirft ein neues Licht auf die (oft vorschnelle) Entfernung dieses Organs in der westlichen Medizin. Mir ist wiederholt aufgefallen, daß Patienten nach einer Cholezystektomie im Wesen verändert waren. Sie wurden unentschlossener, schreckhafter, ängstlicher und leicht zu entmutigen. Es scheint, als ob durch die Entfernung der Gallenblase der Lebensimpuls gebremst ist und die korrekte Mitte in den Handlungen verlorengeht. Die richterliche Instanz, die uns sagt, wo's langgeht, existiert nicht mehr.

Das LING SHU schreibt im 50. Kapitel über den Mut:

„Bei mutigen Menschen ist die Flüssigkeit der Gallenblase kräftig und reichlich vorhanden. Gewöhnlich ist ihre Gallenblase prall mit Flüssigkeit gefüllt und sehr ausgeglichen. Wenn solche Menschen in Wut geraten, verfügen sie über große Kräfte. [. . .] Bei solchen Menschen ist die Aktivität von Herz, Leber und Gallenblase stark und gesund, und darauf beruht ihr mutiger Charakter. [. . .] Bei feigen Menschen ist die Flüssigkeit in ihrer Gallenblase nur gering. Ihre Gallenblase ist lang und hängt schlaff herunter. [. . .] Wenn diese Menschen in Wut geraten, reicht ihre Energie nicht aus, um Brust und Oberkörper richtig anzufüllen. Deshalb können sie Wutanfälle nicht durchhalten. So kommt Feigheit zustande. Wenn die

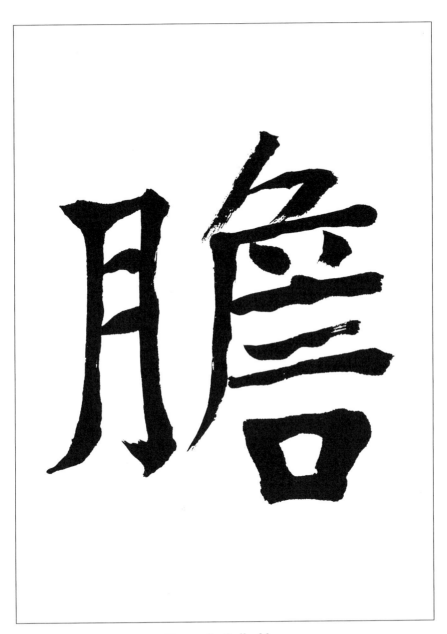

Dan = die Gallenblase

Feiglinge aber Alkohol getrunken haben und dann in Wut geraten, wird die Energie von Leber und Galle doch stark, und sie haben keine Angst mehr. "

Auch der Alkoholiker trinkt sich Mut an, um schwierige Situationen durchzustehen. Die meisten Alkoholkranken sind eigentlich ängstlich und zu feige, sich den Herausforderungen des Lebens zu stellen. Da sie ihre korrekte Mitte nicht haben, sind sie unentschlossen im Auftreten, und ihr Urteilsvermögen ist getrübt. Ihre Selbsteinschätzung schwankt zwischen Größenwahn und Kleinmut. Um ihr Selbstbild aufrechtzuerhalten, brauchen sie die ständige Stimulanz der Droge, der ein immer stärkerer Katzenjammer folgt. Denn die Krücke Alkohol gibt nur scheinbar Kraft und Stärke:

„Die Energie der Gallenblase fließt über, Sprache und Bewegung eines Menschen geraten in einen ähnlichen Zustand wie beim Mutigen ohne Alkoholeinfluß. Er hat dann vor nichts mehr Angst. Ist die Wirkung des Alkohols nach dem Rausch verklungen, fühlen sich die feigen Menschen äußerst klein und niedergeschlagen. " (Ling Shu, Kap. 50)

Zuletzt das Schriftzeichen für **Dan** = Gallenblase: Das Radikal ist Fleisch/ Körperteil, daneben ein Mensch auf einer Klippe, der unflätige Reden hält (vgl. WILDER, Nr. 797 und 824).

Die Idee ist: Ein Mensch, der große und unhöfliche Worte gebraucht, lebt gefährlich. Er braucht nicht nur ein stattliches Aussehen, um zu seinen Worten zu stehen, sondern auch Mut.

Tian Gan = Himmelsstämme

3. Holz und seine Entsprechungen in der chinesischen Medizin

3.1 Verschränkungen mit dem Makrokosmos

Tian: der Himmel, die Natur, das Weltall der zeitliche Aspekt (Yang) im Makrokosmos, aktive Energie.

Himmlische Entsprechungen

3.1.1 Die Himmelsstämme

Tian Gan (Zeitembleme der Jahre und Tage)

a) **Jia**: 1. Himmelsstamm = yang im Holz (Gallenblase)

Symbol: eine Knospe in ihrer Schutzhülle, die gerade aufbrechen will; die plötzliche Offenbarung des Lebens aus der Winterruhe = **Zhen,** der Donner

b) **Yi**: 2. Himmelsstamm = Yin im Holz (Leber)

Symbol: ein Keim, der aus der Knospe hervorgekommen ist; das Leben ist geboren und manifestiert sich = **Sun,** der Wind

3.1.2 Die Erdenzweige

Di Zhi (Zeitembleme der Monate und Doppelstunden)

a) **Yin**: 3. Erdenzweig, entspricht dem Monat Februar, dem Tierkreiszeichen Tiger, der Wandlungsphase Holz und der Doppelstunde 3.00-5.00 Uhr (Lungen-Maximalzeit)

Symbol: ein Mann begrüßt mit beiden Händen einen anderen unter seinem Dach; die Begrüßung bei der Neujahrsfeier (in China Anfang Februar)

b) **Mao**: 4. Erdenzweig, entspricht dem Monat März, dem Tierkreiszeichen Hase, der Wandlungsphase Holz und der Doppelstunde 5.00-7.00 Uhr (Dickdarm-Maximalzeit)

Symbol: eine offene Tür, die den Frühling empfangen will

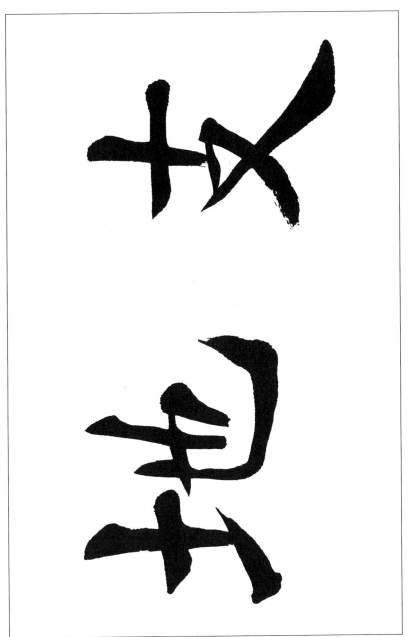

Di Zhi = Erdenzweige

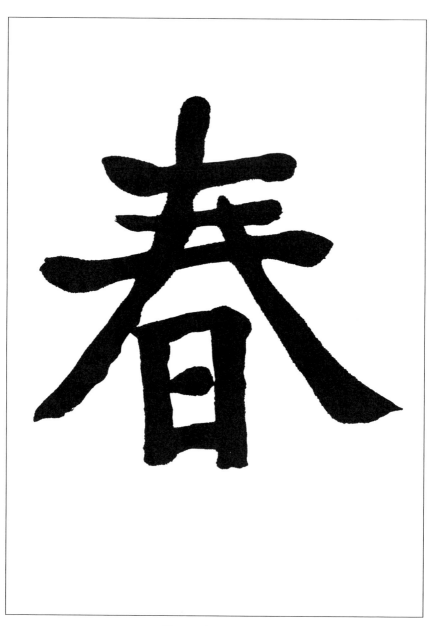

Chun = der Frühling

3.1.3 Jahreszeit

Chun, der Frühling (5. Februar - 6. Mai)

Das Schriftzeichen zeigt das Hervorbrechen der Pflanzen unter dem Einfluß der Sonne am Jahresanfang (Wieger, L. 47 P).

Klimatische Konstellationen: Jie Qi (Zeitabschnitte zu je 15 Tage nach dem chinesischen Sonnenkalender)

– Frühlingsanfang (ca. 5. 2. -20. 2.)
– feiner Frühlingsregen (20. 2. -7. 3.)
– Erwachen aus dem Winterschlaf (7. 3. -22. 3.)
– Frühlings-Tag- und Nacht-Gleiche (22. 3. -6. 4.)
– klar und hell (6. 4. -21. 4.)
– starker Frühlingsregen auf das Getreide (21. 4. -6. 5.)

3.1.4 Das Dao des Frühlings

In der großen Abhandlung der Übereinstimmung des Geistes (Shen) mit den vier Jahreszeiten sagt das NEI JING:

> *„Die drei Monate des Frühlings nennt man beginnende Aktivität und freie Entfaltung. Die Vereinigung von Himmel und Erde bringt neues Leben hervor. So können die zehntausend Dinge aufblühen und sich entwickeln. Man soll zur Nacht ins Bett gehen und in der Morgendämmerung aufstehen. Man soll den Hof mit großen Schritten durchschreiten, die Haare gelöst und den Körper völlig entspannt, um so seinen Lebenswillen auszudrücken. Leben gebären und nicht töten, geben und nicht wegnehmen, belohnen und nicht bestrafen, dies ist der richtige Weg, um in Einklang mit der Energie des Frühlings zu leben. Wer sich entgegen diesen Einflüssen verhält, wird seine Leber schädigen. Er wird im Sommer Kältekrankheiten bekommen, da nur wenig Energie für die Phase des Wachstums geblieben ist.“* (Su Wen, Kap. 2)

Dem Dao des Frühlings entsprechend, muß der Mensch alles tun, was das Leben fördert, um gesund zu bleiben. Was hier im Nei Jing Su Wen als Gesundheitshygiene beschrieben ist, war schon immer wesentlicher Bestandteil chinesischer Lebensart. Der Lauf der Natur dient als Maßstab für korrektes Verhalten. Im LI JI, dem Buch der Riten, ein Klassiker aus der Periode der kämpfenden Reiche (481-221 v. Chr.), sind Verhaltensregeln für das ganze Jahr festgelegt. Die Instruktionen für den ersten Frühlingsmonat beinhalten u. a.:

"... der Herrscher befiehlt, mit der Bodenbestellung zu beginnen. Hügel, Hänge und Ebenen müssen nun begutachtet werden, um zu bestimmen, welche Pflanzen für welchen Boden am besten geeignet sind. [. . .] Die heiligen Rituale werden überprüft, Opfer werden gebracht. [. . .] Es ist verboten, weibliche Opfertiere darzubringen. Es ist verboten, Bäume zu fällen. Man muß darauf achten, daß die Vogelnester und Insektenlarven nicht zerstört werden. Weder junge Hirsche noch trächtiges Wild darf geschossen werden. [. . .] In diesem Monat ist es verboten, die Waffen aufzunehmen. Wer jetzt einen Krieg anfängt, den bestraft der Himmel. [. . .] Versuche nicht, den Weg des Himmels zu ändern! Unterbrich nicht das Wirken der Erde! Verwirre nicht die reguläre Zweckgebundenheit des Menschen!

Wenn der Herrscher im ersten Monat des Frühlings Handlungen durchführt, die dem Sommer entsprechen, dann wird es keinen Regen geben. Die Pflanzen würden rasch eingehen und das Land in Furcht gerate." [27])

Der Frühling ist die Jahreszeit von Geburt und Wachstum, ein Gesunder fühlt sich wohl, macht Pläne, geht nach draußen. Er orientiert sich, verliebt sich, ist voller Lebensfreude im Frühling. Ein in der Wandlungsphase Holz Erkrankter kann den Frühling entweder nicht ausstehen – denn zu dieser Zeit treten seine Symptome stärker zutage – oder er fühlt sich hier „sauwohl": Seine Leere-Störung wird durch die kraftvolle Energie des Frühlings ausgeglichen. Bei einer Fülle ist das Entfalten und Sich-Öffnen blockiert. Der Körper ist in Anspannung, rheumatische Beschwerden nehmen zu, Migräne, Depressionen, Frustration, Wutausbrüche, Erkältungsneigung etc. begleiten den Holz-Gestörten im Frühling.

3.1.5 Überlegungen für den Akupunkteur

Auch für die Akupunktur sollten zeitliche Gesichtspunkte berücksichtigt werden:

„Die Leber wird vom Frühling beherrscht. Die Therapie sollte hier überwiegend auf den Jue Yin (Leber)- und Shao Yang (Gallenblase)-Leitbahnen erfolgen. Ihre entsprechenden Tage sind Jia Yi [28]*). Wenn die Leber zu sehr gespannt ist, wird Süßes sie sofort entspannen."* (Su Wen, Kap. 22)

Über die **Stichtiefe im Frühling** schreibt das NAN JING:

„Im Frühling und im Sommer ist das Yang-Qi nach außen gerichtet, ebenso bewegt sich das menschliche Qi an der Oberfläche. Man muß hier also oberflächlich nadeln." (Kap. 70)

Sowie über die **Auswahl der Punkte:**

„Im Frühling nadelt man die Jing (Brunnen)-Punkte, da die Krankheit in der Leber sitzt." (Kap. 74)

Über Prognose und Krankheitsverlauf sagt das SU WEN:

„Krankheiten in der Leber heilen im Sommer; wenn keine Heilung erfolgt, verschlimmert sich der Zustand im Herbst. Stirbt der Patient nicht im Herbst, überdauert er den Winter und erholt sich im Frühling." (Kap. 22)

Entsprechendes gilt für bestimmte Tage:

„Leberkranke erholen sich an den Tagen Bing Ding [29]*). Ist der Kranke nicht geheilt, verschlimmert sich der Zustand an den Tagen Geng Xin*[30]*). Wenn er hier nicht stirbt, übersteht er die Tage Ren Gui* [31]*) und genest an den Tagen Jia Yi."* [32]*)*

3.1.6 Weitere praktische Anwendungen für den Frühling

Frühling gehört zur Wandlungsphase Holz. Pflanzen beginnen zu wachsen, durchstoßen den Erdboden, in dem sie als Samen überwinterten. Die Säfte beginnen zu steigen, der Wind bewegt sich über den Boden und räumt auf, was im Winter bedeckt war.

Lebewesen erhalten ihre erste Nahrung im Jahr von Sonne und Boden.

Frühling bringt den Menschen neue Lebensenergie und befreit, was im Winter eingepfercht und unterdrückt war.

Auch wir tauchen jedes Jahr neu aus der Versenkung auf, manchmal unsicher, frustriert, ärgerlich darüber, was uns das neue Jahr bringen wird, doch voller Hoffnung. Jetzt müssen Pläne gemacht, Entscheidungen getroffen werden, die unser Leben für das kommende Jahr sichern. Auf der körperlichen Ebene bezieht sich der Frühling/Holz auf die Verbindungen, die den Körper zusammenhalten: Gelenke, Bänder und Sehnen.

Auf der sozialen Ebene sollten wir den Frühling nutzen, persönliche Beziehungen aufzufrischen bzw. neue anzuknüpfen.

Übungen: Sport an der frischen Luft (aber Vorsicht vor dem Wind), Bewegungs-übungen wie Tai Ji, Qi Gong u. a.

Ferner: leicht verdauliches Essen, vermehrt saure Geschmäcker (sauer sammelt das Holz, fördert das Leber-Qi), vermehrt Weizen, Pfirsiche, Malve.

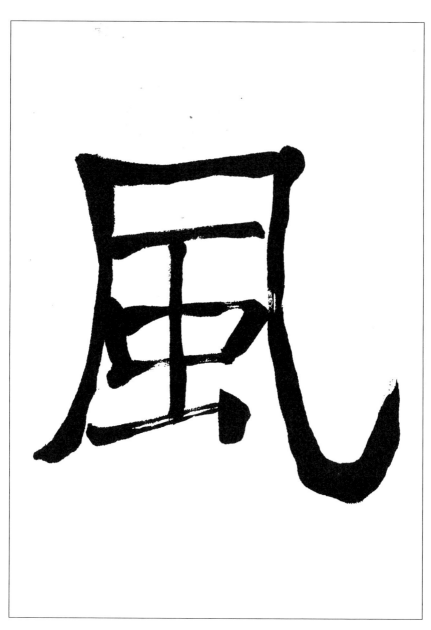

Feng = der Wind

- Umgebe dich mit grünen Farben (Kleidung, Raum) in Einklang mit dem Grün in der Natur.
- Lauten-(Gitarren-)Musik ist die Musik für den Frühling.
- Nehme dir jeden Tag etwas Neues vor, trainiere dich damit, Entscheidungen zu treffen (stärkt die Gallenblase).

3.1.6.1 Zwei spezielle Übungen

Für die Leber:

Beide Hände gleichmäßig auf die Schultern pressen, dann abwechselnd rechts und links je dreimal drücken; zum Vorbeugen für eine Blockierung des Leber-Qi (für die ersten 14 Tage im Frühling regelmäßig morgens und abends zu machen).

Für die Gallenblase:

Aufrecht sitzen, Fußsohlen aneinanderlegen, den Kopf heben, die Fußknöchel umfassen und die Füße 15mal nach vorne bewegen (in den letzten 14 Tagen des Frühlings morgens und abends zu praktizieren).

3.1.7 Der Wind – die Speerspitze vieler Erkrankungen

Die bioklimatische Energie

Feng = Wind

Symbol: Würmer gehen durch ein Tor – wenn der Wind bläst, werden die Insekten (Bakterien/Keime) geboren.

Wind ist physiologisch nötig, um die milde Wärme des Frühlings zu verbreiten, um alles Leben anzuregen (Xuan: die Sonne verbreiten, schwellend, locker, weich); Wind ist pathologisch, wenn er zu stark ist oder das Zheng-Qi (die Widerstandskraft des Menschen) zu schwach ist.

Eigenschaften des Windes

Er ist die Speerspitze vieler Krankheiten.

a) Seine Bewegungstendenz ist nach oben und außen gerichtet, er ist damit Yang.

Wind als pathogener Faktor kommt von außen und befällt meist den oberen Jiao (oberer Erwärmer), schwächt das Wei Qi (die Abwehrkraft) und stört dessen Funktion des Öffnens und Schließens der Hautporen. Die Folge ist beispielsweise ein grippaler Infekt mit Kopfweh, verstopfter Nase, Halsschmerzen, Abneigung gegen Wind und Schwitzen. Andere Krankheitsbilder sind u. a. :

– Migräne durch Leberwind
– Konjunktivitis, alle entzündlichen Augenaffektionen.

b) Der Wind weht, wie und wo er will, er erscheint in Böen und verändert seinen Standort rasch.

Im Menschen manifestiert sich das in wandernden Schmerzen, die nicht fixiert sind. Intermittierende Schmerzen, Beginn und Verschwinden sind plötzlich, wie z. B. bei chronischer Polyarthritis, Urticaria, Gürtelrose und bestimmten Migräneanfällen.

c) Der Wind ist durch seine ständige Bewegung charakterisiert.

Es treten abnorme Bewegungen, Starrheit der Gliedmaßen und des Rumpfes auf.

Krämpfe, Tremor, Epilepsie, Nackensteife, tetanische Krämpfe, verdrehte Augen, schiefer Mund, Facialisparese, Trigeminusneuralgien und Lähmungen sind Windphänomene.

d) Pathogener Wind tritt meist vermischt mit anderen pathogenen klimatischen Faktoren auf (als deren Vehikel)!

– **Wind – Kälte:** Kopfschmerzen, Gliederschmerzen, Abneigung gegen Kälte und Wind, fehlender Schweiß, Husten
– **Wind – Nässe:** Lähmungen, Facialisparese, Steifheit von Nacken und Rücken, Trismus, Krämpfe der Gliedmaßen, frozen shoulder
– **Wind – Hitze:** Husten, Tonsillitis, Pneumonie, starke Kopfschmerzen, Konjunktivitis, hohes Fieber, Zahnschmerzen, die zum Wahnsinn treiben.

Therapie bei Winderkrankungen

3.1.7.1 Windpunkte

Windteich – Feng chi = Gallenblase 20 – zerstreut pathogenen Wind und Hitze, klärt die Sinne.

Windpalast – Feng Fu = Du Mai 16 – zerstreut pathogenen Wind und Kälte, beruhigt die Psyche und glättet die Gelenke.

Windtor – Feng men = Bl. 12 – zerstreut pathogenen Wind in den Yang-Meridianen (ein alternativer Name ist Re Fu = Hitze – oder Fieberpalast!).

Feng Shi = Gallenblase 31 (Windmarkt) – zerstreut pathogenen Wind und Kälte, stärkt die Sehnen und Knochen.

Bing Feng = Du 12 – den Wind festhalten – zerstreut Wind aus den Jing Luo, stellt die Beweglichkeit des Schultergelenks wieder her.

Yi Feng = Sanjiao 17 – Schutzschirm des Windes – zerstreut pathogenen Wind und Hitze, verbessert die Funktion der Sinne.

Behandlungsprinzip: Wind-Kälteangriff

Bei gesundem Zheng Qi – die Erkrankung liegt an der Oberfläche, im Wei Qi-Bereich – die Nadeln nur seicht in die Haut einstechen, ohne das Qi-Gefühl (Nadelsensation) anzustreben. Die Nadeln sollte man lange liegen lassen zum Ableiten der perversen, d. h. krankmachenden Energie. Schwitzen lassen heißt, *„den Feind aus dem Fenster rauszuwerfen"*. So kann man zusätzlich den Punkt Dickdarm 4 (He Gu) sedieren und Niere 7 (Fu Liu) tonisieren, um eine Diaphorese zu erreichen.

Wenn das Wei Qi schwach ist, sind die Poren geöffnet, der Patient schwitzt, schweißtreibende Maßnahmen sind kontraindiziert. Durch Moxa können wir Yang-Energie zuführen und helfen dem Wei Qi, die Oberfläche zu festigen.

Die Windpunkte sind nur einige Beispiele. Da exogene pathogene Faktoren in der Regel zuerst die Leitbahn befallen, gibt es auf jedem Yang-Meridian Punkte mit ähnlichen Funktionen. Die Windpunkte sind jedoch am wirksamsten (daher ihre Namen!).

3.1.8 Ein Planet

Sui Xing = der Jahresstern Jupiter

Er ist Symbol für den Beginn eines neuen Zeitabschnitts (12 – Jahresumlauf um die Sonne), auch großes Jahr. Er ist der Stern , der einen Zyklus regiert.[33]) In Analogie dazu zirkuliert das Qi durch 12 Hauptleitbahnen und benötigt dazu 12 Doppelstunden. Das Ende eines Zyklus ist im Lebermeridian, sein Endpunkt heißt: Qi Men (Leber 14) = Tor einer Periode (Zyklus).

In der westlichen Astrologie steht Jupiter für die Fähigkeit zu wachsen, für die Vorstellung, Phantasie, Hoffnung, das Vermögen, sein Leben zukunftsorientiert zu planen (Perspektive), die Welt zu ordnen und strukturieren zu können.

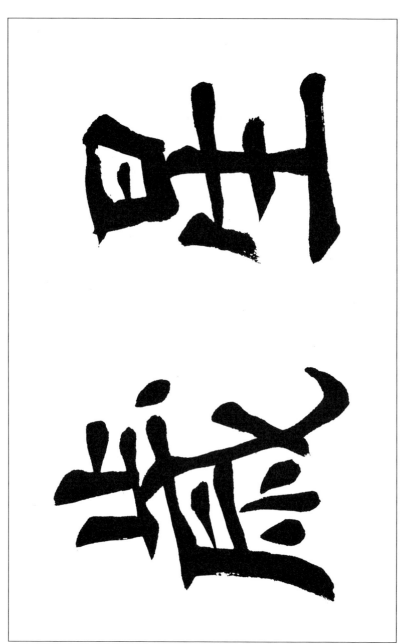

Sui Xing = Jupiter

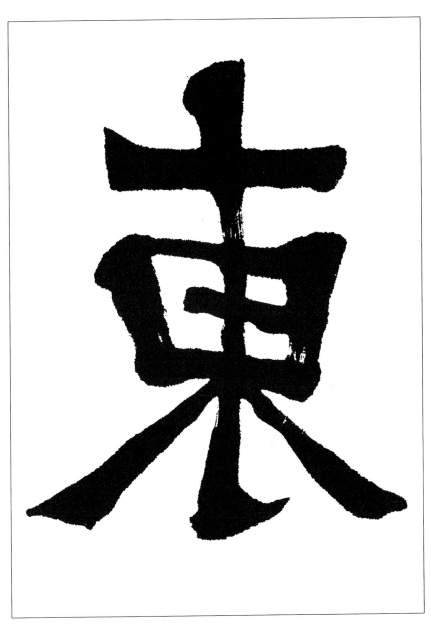

Dong = der Osten

53

Wirkt Jupiter im Übermaß, erzeugt er religiöse Fanatiker und aggressive Menschen. Er bestimmt und formt die Persönlichkeit hinsichtlich der freien Entfaltung, der Selbstbehauptung und Selbstdarstellung.

3.1.9 Die Himmelsrichtung

Dong: der Osten

Das Schriftzeichen zeigt die Sonne, die gerade am Himmel erscheint, also im Osten (Wieger, L. 120 K.).

> *„Die Farbe des Ostens ist Grün, damit steht sie in direkter Verbindung mit der Leber."* (Su Wen, Kap. 4) *„Die östliche Region erzeugt den Wind, der Wind das Holz und das Holz den sauren Geschmack."* (Su Wen, Kap. 5)

Weil die Sonne im Osten aufgeht, gilt dies als günstige Richtung. Der Osten ist mit Neugier und Wissensdurst verbunden und zeigt die Einflüsse, die einen Forscher oder Geschäftsmann prägen.

Da der neue Tag im Osten beginnt, ist der Frühling seine Jahreszeit. Im Frühling sprießt die neue Saat, und nach dem harschen Winter scheint der Himmel blau. Blau bzw. Grünblau (chin.: **Qing**) ist deshalb die Farbe des Ostens. Sein Element ist Holz. Vorherrschende Eigenschaften des Ostens bedeuten allzu ausgeprägte Beschäftigung mit sich selbst.

Wir können uns die Energie des Ostens zunutze machen, indem wir z. B. mit dem Kopf nach Osten liegen oder Gymnastik oder Meditation in diese Richtung ausführen. Beschwerden, die sich durch Ostwind verschlimmern, sind deutliche Hinweise auf eine Holzstörung.

3.1.10 Ein Himmelspalast

Der Palast des grünen Drachens

Bei der Aufteilung des Himmels im Mondzyklus entsprechen die ersten sieben Mondhäuser (chin.: **Xiu**) dem Ostpalast. In der traditionellen chinesischen Astrologie ist die Betonung der 28 Lunarhäuser und ihr Einfluß auf Charakter und Ereignisse des Tages von besonderem Interesse.

Der Ausdruck Lunarhaus (Xiu) bezieht sich entweder auf die 28 Sternenkonstellationen eines Mondzyklus oder auf einen der 28 Himmelsabschnitte,

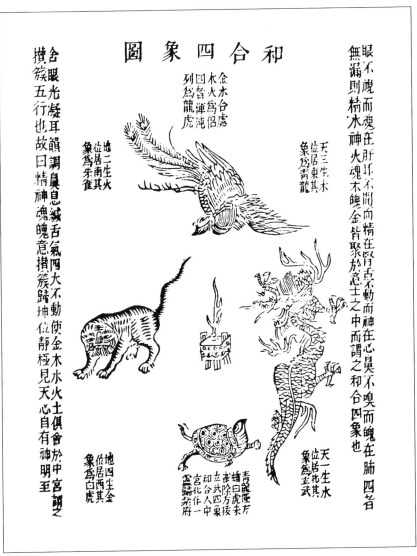

圖 象 四 合 和

Eine Illustration von Hsing Ming Kuei Chi. Sie zeigt die Symboltiere der vier Himmelsrichtungen, die das Ming Men (Entstehungsort der Feuer-Niere, des „Lebensloses") umkreisen und somit prägen. Es ist die Schildkröte im Norden, der rote Vogel im Süden, der Drache im Osten und der Tiger im Westen. Sie symbolisieren die vier Funktionskreise Leber, Nieren, Herz und Lunge.

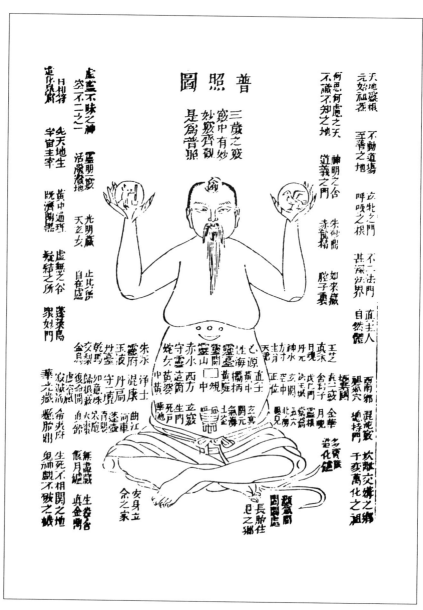

Ein daoistischer Adept hält den Mond (yin) in seiner rechten, die Sonne (yang) in seiner linken Hand.

56

die diese Konstellationen enthalten. Der Mondzyklus dauert 28 Tage, also ordnet man jedem Tag ein Haus (Xiu) zu.

Der Ostpalast ist das Heim des grünen Drachens, seine sieben Wohnsitze tragen die Namen verschiedener Körperteile des Drachens:

1. Xiu (Jiao): Horn des Drachens; Donnerstag
Ein günstiger Tag, ideal für den Beginn eines Unternehmens.
2. Xiu (Gang): Hals des Drachens; Freitag
Symbol für Krankheit; ein ungünstiger Tag für eine Unternehmung, Desaster droht.
3. Xiu (Di): Bauch des Drachens; Samstag
Ein ungünstiger Tag, besonders für Verlobung und Eheschließung —> bringt Unglück.
4. Xiu (Fang): Magen des Drachens; Sonntag
Ein ungünstiger Tag, ein Haus zu bauen bzw. zu kaufen; dieses Mondhaus verspricht allerdings Luxus, Glück, Gesundheit und ein langes Leben.
5. Xiu (Xin): Herz des Drachens; Montag
Ein ausgesprochener Unglückstag! Alles geht schief!
6. Xiu (Wei): Schwanz des Drachens; Dienstag
Ein Glückstag fürs Bauen und Heiraten; man wird befördert und kann verborgene Schätze finden.
7. Xiu (Ji): Ausscheidung des Drachens (Düngekorb); Mittwoch
Ein günstiger Tag, neue Unternehmungen bringen Segen.

Die Kenntnis von günstigen oder ungünstigen Tagen kann sinnvoll für die Behandlung oder Beratung eines Patienten sein; besonders die Konstellation seines Geburtstages bringt Aufschluß über Charakter und Verhalten eines Menschen.

3.2 Irdische Entsprechungen

Di: die Erde, Land, Ort der räumliche Aspekt im Makrokosmos, der die himmlischen Energien manifestiert. Erde ist Form, gebildet, Materie, struktive Energie.

3.2.1 Die Geschmacksrichtung

Suan: sauer, herb, Kummer, betrübt, Schmerzen, traurig, Depressionen, pedantisch, starr, ziehende Muskelschmerzen

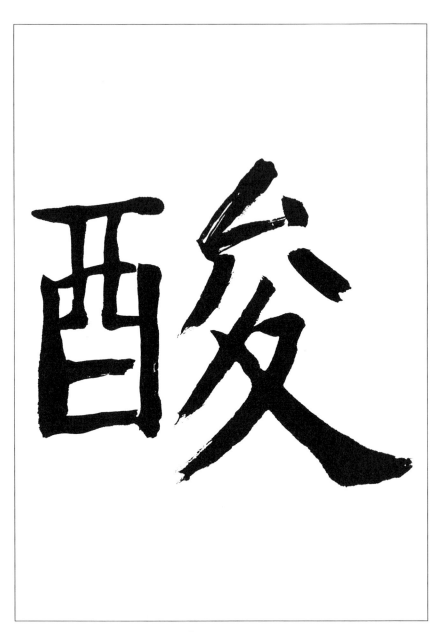

Suan = sauer

Ein **Suan Ren** ist ein verbitterter Mensch, der in der Wandlungsphase Holz steckengeblieben ist und keine wahre Lebensfreude, die feuergeprägt ist, hervorbringen kann.

Das Schriftzeichen zeigt Wein und langsam gären; die Weinsäure entsteht durch den allmählichen Prozeß der Gärung (Wilder, Nr. 664).

Wirkrichtung des sauren Geschmacks: adstringierend, sammelnd, stopfend und einschnürend (beiße auf eine Zitrone!). Sauer ist ein Yin-Geschmack, der die expansive Tendenz des Holzes ausbalanciert. Das Leber-Yang ist leicht entflammbar und gerät außer Kontrolle —> saure Speisen schützen die Säfte, indem sie sie zusammenziehen, z. B. bei Diarrhöen, profusen Schweißen, heftigem Schnupfen. Sauer schließt die Oberfläche. Der saure Geschmack geht zur Leber! Mäßig saures stärkt das Leber-Yin (die saure Gurke nach einer durchzechten Nacht), zuviel Saures schädigt die Muskeln (Bildung von Milchsäure bei Muskelkater) und das Leber-Blut. Es entstehen Bänder- und Sehnenerkrankungen und zuviel Speichel, der die Milz blockiert. (Die Milz liebt das Trockene und verabscheut die Nässe!) Wenn das Herz an Trägheit leidet, kann der saure Geschmack es erregen; das Saure geht zu den Sehnen: Vermeide saure Speisen bei Erkrankungen von Muskeln und Sehnen.

Ein gespanntes Leber-Qi wird durch den süßen Geschmack gelockert; Naschsüchtige (Schokoholiker) sind Leber-gestört

Trias: Agression – Frustration – Depression

Schokolade entspannt das gestaute Leber-Qi und stellt (kurzfristig) das freie Fließen der Lebensäußerungen wieder her.

3.2.2 Die Farben

Cang: grasgrün, himmelblau, Schmeißfliege, dunkelgrün, grau, aschfahl

Qing: naturfarbig, grünblau, türkis, jung, frisches Gras, junge Saat, Jugendfrische

Die Kenntnisse über die Farben lassen sich verwenden:

a) zur Diagnose:

– **Gesicht:** blaugrüner Teint – Hinweis auf Wind, Kälte, Schmerz. Eine Zyanose heißt, Leber und Gallenblase sind betroffen. Eine spezielle Region hierfür ist die Nasen-Mitte. Die linke Wange gehört auch zum Holz (Nan Jing). Eine matte Farbe deutet eher auf Yin-Leere, eine kräftige, strahlende Farbe auf eine Yang-Fülle hin.

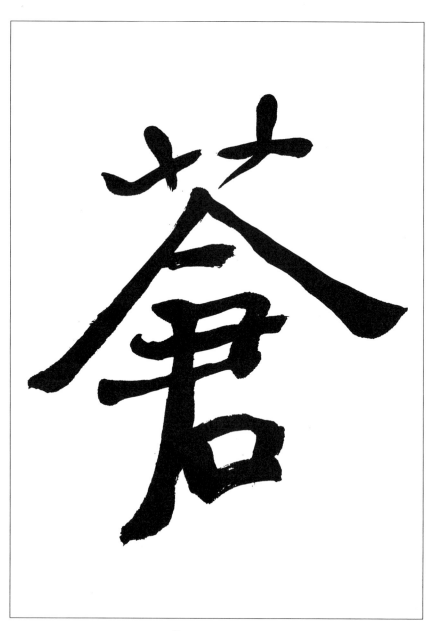

Cang = grasgrün

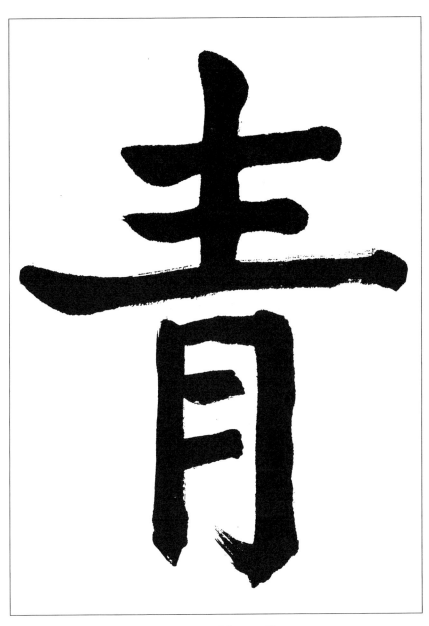

Qing = grünblau, türkis

- **Zunge:** Blaufärbung des Zungenkörpers gilt als ein kritisches Zeichen für den baldigen Tod.

- **Belag:** aschfarbener, grauer Belag = Kälte der Yin-Meridiane, insbesondere von Lunge und Milz (= Tai Yin).

- **Kleidung und Wohnen:** Vorliebe oder Abneigung für Grün und Blau und Grautöne – Hinweis auf Holzstörung (muß deutlich sein!).

b) zur Therapie:

Farbtherapie durch diese Farben (bei Mangel) z.b. Teppich, Gardinen, Unterwäsche, Bettwäsche

3.2.3 Ein Musikton

Jiao = Mi = E

Jiao heißt Horn, Geweih, Blashorn, Jagdhorn – alle Holzblasinstrumente, besonders das Wald-Jagdhorn. Sie stimulieren die Holzenergie mit dem Ton Mi = E. Ein Blues in E-Dur stimuliert die Leber, Blut und die Seele für den, der dafür empfänglich ist. Instrumentalmusik mit Holzblasinstrumenten stärkt die Holzenergie.

3.2.4 Ein Musikinstrument (chin.: Qin)

Qin heißt Laute, Gitarre, Zither, Leier, Geige – alle Saiteninstrumente. Symbol für Harmonie = Akkord = Zusammenklang, insbesondere in Zweierbeziehungen. Saiteninstrumente stehen ebenso für Reinheit, Klarheit und Mäßigung im Leben. Die Musik der fünfsaitigen Laute wird verglichen mit dem sanft säuselnden Wind, der durch die Zweige bläst, entsprechend dem gesunden Zusammenwirken der fünf Wandlungsphasen und Funktionskreise (Leber = freie Entfaltung und Fließen des Qi). Bei Konfuzius war das Lautespielen neben Schach, Literatur und Malen eines der vier Merkmale eines Gelehrten.

Die Saiteninstrumente geben einen etwas schwermütigen Ton, der den Gedanken an Reinheit, Treue und Pflichtbewußtsein entstehen läßt. Sie wecken den Geist und führen ihn zur Bestimmtheit und Entschlossenheit.

Wenn ein Fürst den Klang der Laute hört, denkt er an seine Offiziere, die gerecht und aufrecht für ihn kämpfen (Leber = der General, der sich durch planvolle Strategie auszeichnet).

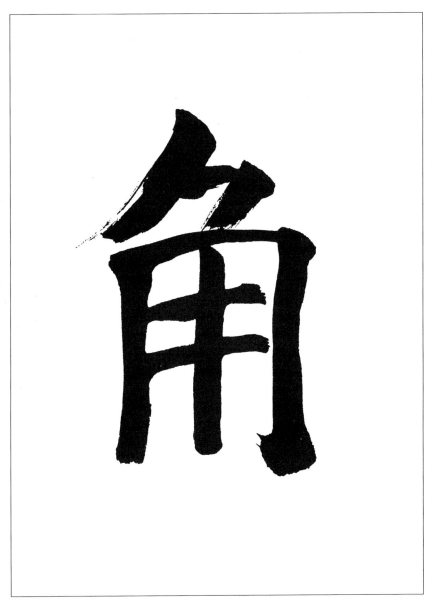

Jiao = Mi = E
der Musikton der Wandlungsphase Holz

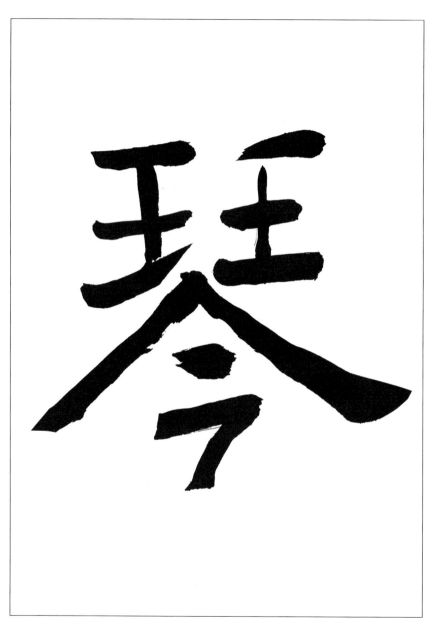

Qin = die Laute, Gitarre

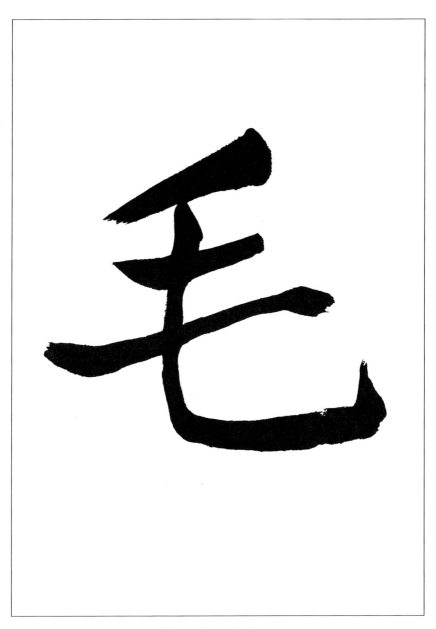

Mao = Haare, behaart

Ein Faible für oder auch eine ausgeprägte Abneigung gegen Musik der Saiteninstrumente sind von diagnostischer Bedeutung.

Als Therapie könnte man Streicher-Musik und beispielsweise auch Gitarrenmusik verordnen, um eine gestaute Leber zu entspannen. Ein saitenförmiger Puls ist ein Hinweis auf eine Störung im Holzelement (in Analogie dazu).

3.2.5 Eine Tiergattung: die Behaarten

Mao: Haare (besonders der Tiere), Wolle, Pelz, Flaum, samtartig, alle behaarten bzw. fellhabenden Lebewesen

Eine ausgeprägte Vorliebe oder Abneigung einem Tier gegenüber kann eine Störung der entsprechenden Wandlungsphase signalisieren; das Kuscheltier, der Kampfhund, das Schoßhündchen können Ausdruck einer gestörten Holzenergie sein, wobei Isolation, Aggression oder Feigheit kompensiert werden.

Eine Tierhaar-Allergie ist ebenfalls Ausdruck einer Holzstörung.

3.2.6 Holz in der Ernährung
3.2.6.1 Ein Haustier: das Geflügel

Ji: ein Hahn, Huhn, Hühnervögel

Vorliebe, Abneigung, auch Unverträglichkeit von Geflügel in der Ernährung weisen auf eine Holzstörung hin.

Die energetischen Eigenschaften von Hühnerfleisch sind:

Temperaturverhalten: warm

Geschmack: süß

Leitbahnbezug: Magen und Milz

Wandlungsphase: Erde

Indikationen: Anorexie, Diarrhoe, Diabetes, Ödeme, Polyurie, Leukorrhoe, mangelnde Laktation, Schwäche nach der Geburt etc.

Ein starkes Qi-Tonikum!

In der chinesischen Mythologie ist der Hahn ein magischer Vogel mit fünf herausragenden Merkmalen, die den Menschen ähneln:

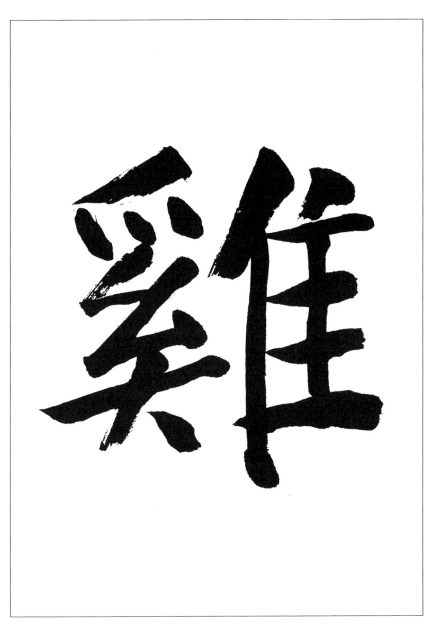

Ji = Geflügel, Hühnervogel, der Hahn

a) er ist wie ein Zivilist mit Hut (der Hahnenkamm)
b) er ist wie ein Soldat, weil er Sporen trägt (als Kampfhahn)
c) er ist tapfer und weicht keinem Kampf aus
d) er ist fürsorglich wie ein Vater (er ruft seine Hennen und teilt das Futter mit ihnen)
e) er ist treu wie ein Beamter (in seiner Pflicht, die Morgendämmerung anzukündigen – der Hahnenschrei)

3.2.6.2 Ein Getreide

Mai: Weizen, Gerste, Hafer, ein Sammelbegriff für alle Getreide

Auch hier: ausgeprägtes Verlangen, Abneigung, Unverträglichkeit weisen hin auf eine Störung im Holz.

Energetische Eigenschaften von Weizen (natürlich Vollkorn):

Temperaturverhalten: kühl

Geschmack: süß

Leitbahnbezug: Milz, Herz, Niere

Wirkrichtung: absenkend

Wandlungsphase: Erde

Funktionen: tonisiert Qi und Blut nährt das Herz-Yin, klärt innere Hitze, tonisiert das Nieren-Yin, beruhigt den Geist (Shen)

Ein starkes Herz-Tonikum!

3.2.6.3 Eine Frucht

Li: die Pflaume

Energetische Eigenschaften der Pflaume:

Temperaturverhalten: neutral

Geschmack: süß und sauer

Leitbahnbezug: Niere und Leber

Wirkrichtung: aufsteigend und absenkend

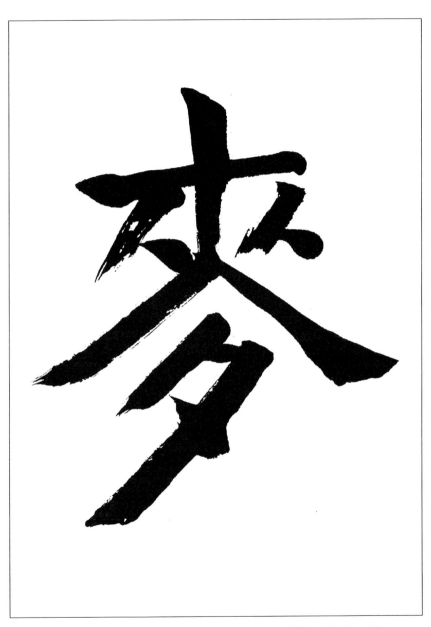

Mai = Weizen, Gerste, Hafer, ein Sammelbegriff für alle Getreide

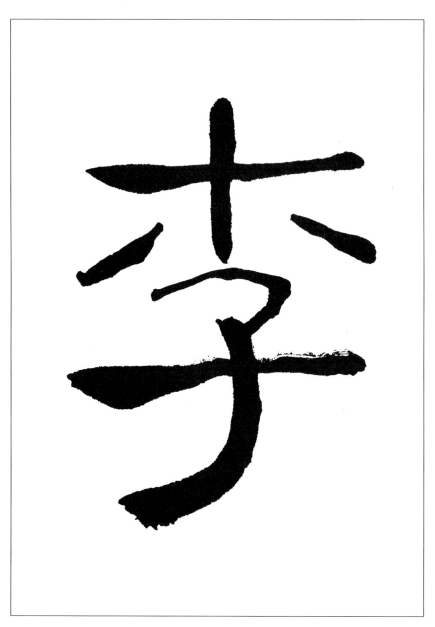

Li = die Pflaume

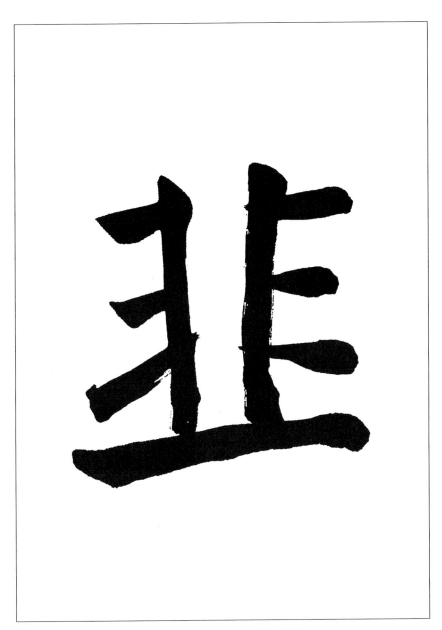

Jiu = Lauch, Porree, Zwiebeln

Funktionen: tonisiert Qi und Blut, „glättet" die Leber, beseitigt Hitze, produziert Körperflüssigkeiten

Indikationen: Müdigkeit, Schwäche, Diabetes, alle Lebererkrankungen; Überkonsumierung kann Magen und Milz schädigen, besonders wenn der Patient eine allgemeine Qi-Leere hat.

Ein chinesisches Sprichwort: Einen Mann zu empfehlen ist, wie wenn man eine Pflaume anbietet; man weiß nie, wie sie ausfallen.

3.2.6.4 Ein Gemüse

Jiu: Lauch, Porree, Zwiebel

Energetische Eigenschaften des Lauches:

Temperaturverhalten: warm

Geschmack: scharf, streng

Wirkrichtung: aufsteigend und absenkend

Wandlungsphase: Holz und Metall

Funktion: tonisiert und reguliert das Qi; löst Blutstagnation; zerstreut Kälte; sediert das Yin, kühlt Magen-Hitze

3.2.7 Eine Zahl

Ba: die Acht, durch acht teilen

Acht ist eine Zahl, die leicht in zwei gleiche Teile geteilt werden kann (siehe Schriftzeichen). Als qualitative Normkonvention ist die 8 eine Ordungszahl für übergeordnete Yin/Yang-Strukturen.

Die 8 Leitkriterien (Ba Gang), 8 außergewöhnliche Gefäße (Ba Mai), 8 Trigramme (Ba Gua), 8 Winde (Ba Feng), 8 daoistische Unsterbliche (Baxian) etc.

Acht ist eine Yin-Zahl, die beim Mann (Yang) den Entwicklungszyklus des Nieren-Qi in Gang setzt. Alle 8 Jahre treten beim Mann natürlicherweise Veränderungen auf (vgl. Su Wen, Kap. 1). Für die Nadel-Moxatherapie könnte die Zahl 8 ein Maßstab sein für die Behandlung von Leber- und Gallenblasenpunkten, z. B. 8fache Nadelstimulation, 8 Moxen etc.

Zu fragen ist: Gibt es eine besondere Affinität für eine Zahl (Glückszahlen)?

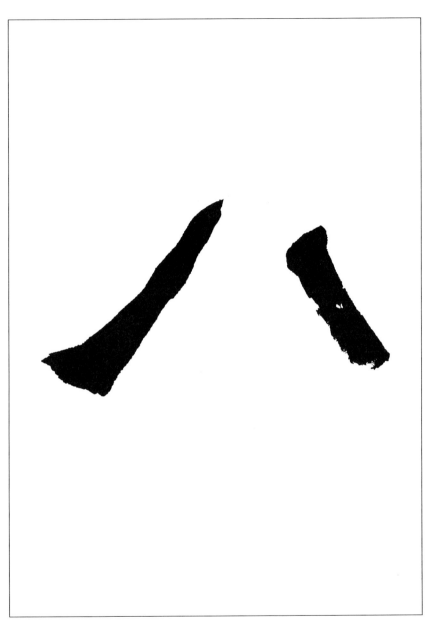

Ba = die Acht, durch acht teilen

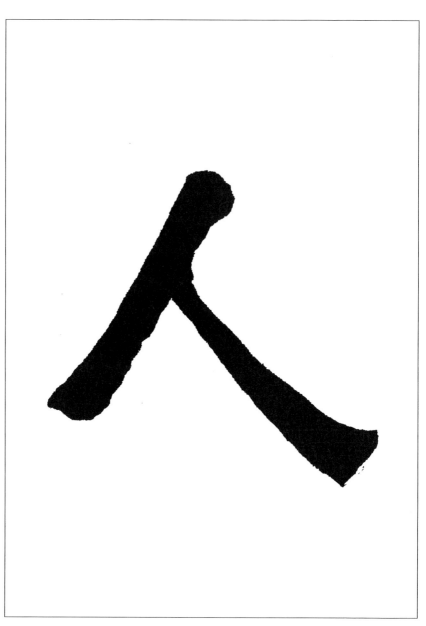

Ren = der Mensch, eine Person, Persönlichkeit

3.3 Resonanz im Mikrokosmos

Ren: der Mensch, eine Person, Persönlichkeit, jemand (somebody), der dritte Aspekt in der chinesischen Weltordnung: das, was aus dem Spannungsfeld von Himmel und Erde, Yin und Yang entsteht.

> *„Der Raum zwischen Himmel und Erde gleicht einem Blasebalg; seine Gestalt verändert sich fortwährend; je mehr er sich bewegt, desto mehr bringt er hervor."* (Lao Zi, Kap. 5)

Der Mensch steht zwischen Himmel und Erde!

3.3.1 Eine stimmliche Manifestation

Hu: rufen, schreien, brüllen, blaffen, jemanden anschnauzen, im Kommandoton sprechen, stark ausatmen

Das Schriftzeichen zeigt das Austoßen des Atems durch den Mund, als ob ein Widerstand überwunden werden muß (vgl. Wilder, Nr. 723). Die Stimme will sich nach allen Seiten ausdehnen, es gibt kein Hindernis!

Wieder ein Hinweis auf die Funktion der Leber in der TCM, das freie Fließen von Qi zu vermitteln. Das Feststellen einer vorherrschenden Stimme ist eines der vier Verfahren in der chinesischen Diagnostik. Eine Störung der Wandlungsphase Holz zeigt sich in der Stimme:

Der Patient spricht im Befehlston, er neigt zum lauten Sprechen, er blafft jeden an, man hört ihn aus jeder Gruppe heraus; er ist leicht verärgert, und seine Stimme hebt sich.

In diesem Fall ist das Leber-Yang leicht entflammbar und schlägt nach oben; die Ursache ist wahrscheinlich ein zu schwaches Leber-Yin.

Umgekehrt kann der Patient seine Stimme nicht erheben und laut in einer Gruppe sprechen. Er ist ängstlich, feige, verzagt, nachgiebig und kann sich weder stimmlich noch in seinen Interessen durchsetzen. Er neigt zu Depressionen und hat oft einen Frosch im Hals (Globus hystericus). Hier ist das Leber-Qi blockiert und kann sich nicht entfalten. Die Ursache ist oft eine Überkontrolle des Metalls, die schon in der Kindheit angelegt wurde (Erziehung = Metallfunktion!). Nach dem Nan Jing beherrscht die Lunge die Stimme und erzeugt in der Leber das Rufen (Nan Jing, Kap. 40, 49).

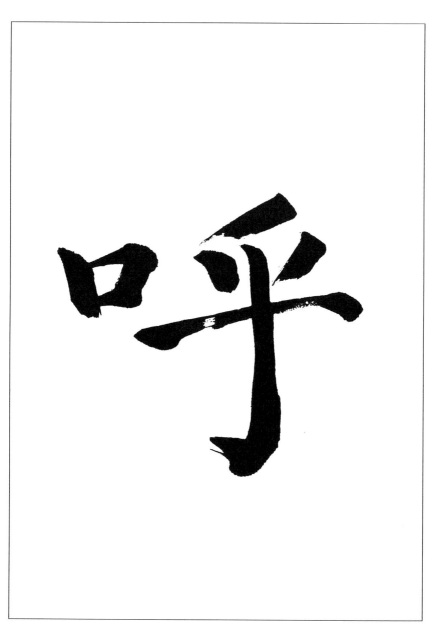

Hu = rufen, schreien, brüllen

Therapie:

Bei übermäßigem Schreien: Tonisiere das Leber-Yin, Leber 3, Leber 8, Leber 14, Lunge 5 (Ke-Zyklus), um die Kontrolle des Metalls zu verstärken.

Bei zu schwacher Stimme: Tonisiere das Leber-Yang, z. B. Leber 4 (Metallpunkt), Blase 18, 19 und über die Gallenblasenleitbahn. Bringe den Patienten in Wut, provoziere ihn! (siehe: Wen Chi opfert sein Leben) oder: bringe ihn zum Weinen (Stimme des Metalls), um seine Wut zu überwinden (Ke-Zyklus).

3.3.2 Ein emotionaler Ausdruck

Nu: Wut, Ärger, Zorn, Raserei, leidenschaftlich erregt

Das Schriftzeichen zeigt das Herz als Ausdruck für Gefühl und einen weiblichen Sklaven —> Wer Sklave seiner Gefühle ist, neigt zu unkontrollierten Gefühlsausbrüchen.

Kontrollierte Wut ist manchmal notwendig, um seine Interessen durchzusetzen, unkontrollierter Zorn bringt leicht Probleme und Unannehmlichkeiten. Die traditionelle chinesische Kriegskunst hat die Regel geprägt: Bringe den gegnerischen General in Wut, dann verliert er die Schlacht! (s. o. die Leber)

Auch für die Emotion gilt: Neigung zu unkontrollierten Wutausbrüchen, Schlägereien und Kämpfen ist ebenso eine Störung im Holz wie die Unfähigkeit, Wut zu empfinden und seinem Ärger Luft zu machen. Nach den fünf Wandlungsphasen muß unterschieden werden zwischen der **roten** Wut, die feuergeprägt ist (wie ein Vulkanausbruch), der **weißen** Wut, die einen Metallübergriff darstellt (jemand wird blaß vor Wut und hat Mordgedanken), der **gelben** Wut, welche die Erde mit ins Spiel bringt und zu Magengeschwüren führt (der Patient grübelt über das ihm angetane Unrecht, ohne aktiv zu werden), und schließlich der **schwarzen** Wut, wo aus Angst vor den Folgen die Wut unterdrückt wird und die Nieren belastet werden.

Therapie:

Zu behandeln sind die jeweiligen Korrespondenzpunkte der Leberleitbahn, auf jeden Fall auch:

– **Leber 1: Da Shun = große Übereinstimmung;** bei Überfreundlichkeit und Nachgiebigkeit hilft dieser Punkt, die Holzqualität der Leber zu verstärken und damit auch das Durchsetzungsvermögen.

– **Leber 4: Xuan Quan = Quelle der Ängstlichkeit** (Alternativname), Metallpunkt der Leber; über den Ke-Zyklus wird Yang-Energie vom Dickdarm angezogen und das Leber-Qi aktiviert. Ein wichtiger Punkt bei depressiven Patienten.

Alkohol („Feuerwasser") stärkt das Leber-Yang und macht den Menschen mutiger (s. o. die Gallenblase). Alkoholiker haben oft ein schwaches Leber-Yang, sie sind gehemmt und introvertiert, sie brauchen die Droge, um „in Stimmung zu kommen".

Regelmäßiger Alkoholkonsum überreizt das Leber-Yang und verzehrt schließlich das Leber-Yin, im Endstadium entstehen Delirien (Leber-Wind) und Leberzirrhose (Leber-Yin und Blut-Leere).

3.3.3 Ein typisches spontanes Verhalten

Cui – La

Cui: brechen, zerstören, aufknacken, zerschmettern, vernichten, zertrümmern, sich auf jemanden stürzen, heftig schubsen

La: ziehen, heranziehen, schleppen, ergreifen, zerren

Beide Zeichen suggerieren Heftigkeit der Bewegungen, Krafteinsatz und körperliche Gewalt.

Menschen, die die körperliche Auseinandersetzung suchen (always pick up a fight), destruktives Verhalten zeigen, mutwillig zerstören (vom Abreißen/Brechen der Zweige eines Baumes bis hin zur Lust am Foltern und Töten), haben eine Störung in der Wandlungsphase Holz. Der **Sadist:** Leber-Yang-Fülle, der **Masochist:** Leber-Qi-Leere, der **Amokläufer:** aufsteigendes Leber-Feuer oder Leber-Wind, das den Geist verwirrt. Auch subtilere Verhaltensweisen sind entsprechend zu beurteilen: das Knacken mit den Fingergelenken, Fäuste ballen, an jemandem herumzerren etc. Aggressives Verhalten ist in der Holzphase des Lebens (ca. 1-16 Jahre) natürlich, Kinder schubsen einander, erproben ihre Kräfte und haben das Bedürfnis, sich nach allen Seiten auszubreiten. Wer als Erwachsener noch übermäßig Aggressionen auslebt und zur Gewalt neigt, ist in der Holzphase steckengeblieben. Die Lebensfreude und die Liebe, die dem Feuer entsprechen, sind nicht hervorgebracht, Rücksichtsnahme nicht gelernt worden.

Vorsicht vor überfreundlichen Menschen, die scheinbar keiner Fliege etwas zuleide tun können – wenn das Maß des unterdrückten Ärgers voll ist, werden sie zu potentiellen Amokläufern.

Cui la = brechen und zerren

Thema: Dr. Jekyll und Mr. Hyde

Therapeutische Überlegungen: Sportarten, die Aggressionen ausleben lassen wie Boxen, **Karate** etc.

Tai Ji, um das freie Fließen des Leber-Qi zu fördern

Meditation, um die Wandlungsphase Erde zu stärken und so übergreifendes Leber-Yang auszubalancieren.

3.3.4 Ein Geruch

Sao: ranzig, übelriechend, stinkend, ein Gestank, der Geruch nach Schweiß und Urin (säuerlich), die Scham, sich schämen (**Sao Qi = Schweißgeruch**)

Die Ausdünstungen bzw. Ausscheidungen stinken derart, daß man sich schämen muß. Ein Geruch wie ranziges Fett (z. B. in der Pommes-Bude), wie eine Stinkbombe.

Nach Nan Jing, Kap. 40 und 49, *beherrscht das Herz die Gerüche und erzeugt in der Leber den ranzigen Geruch.*

Diagnose:

Ein übelriechender ranziger Geruch der Ausscheidungen (Schweiß, Urin, Stuhl, Menses, Ausfluß, Auswurf, Mundgeruch) zeigt eine Störung im Holz an, meist eine Fülle-Situation, ein Versuch, die überschüssige, stagnierende Holzenergie auszuscheiden (feuchte Hitze oder toxische Hitze).

Therapie:

Nach Nan Jing: Feuer im Holz dispergierend (xie) nadeln. Zur Anregung eines schwachen Holz-Yang Aromatherapie mit säuerlichen Essenzen. Der Yang-Anteil der fünf Geschmäcker (Wu Wei) ist das Aroma, der Duft geht zum Herzen, welches die Gerüche an die Zang-Organe vermittelt. Die Milz wiederum nimmt sich der grobstofflichen Anteile der Wu Wei an und verteilt die Geschmacksenergien.

Z. B. **Zitronenaroma:** fördert die Magen- und Lebersekretion, läßt die Galle fließen, wirkt entgiftend, vorbeugend bei Infektionskrankheiten, Arteriosklerose, rheumatischen Erkrankungen, Juckreiz etc. Das Riechen ist, zusammengefaßt mit dem Hören (beide haben dasselbe Idiogramm Wen), eines der 4 diagnostischen Verfahren in der chinesischen Medizin. Für die subtilen Geruchsunterscheidungen rieche man beim Patienten im Nackenbereich und zwischen den Schulterblättern.

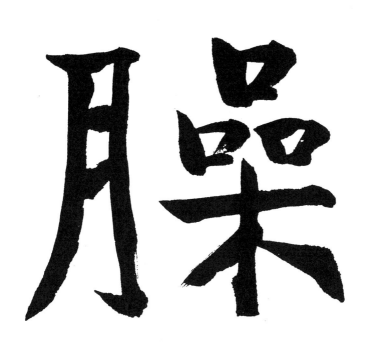

Sao = ranzig

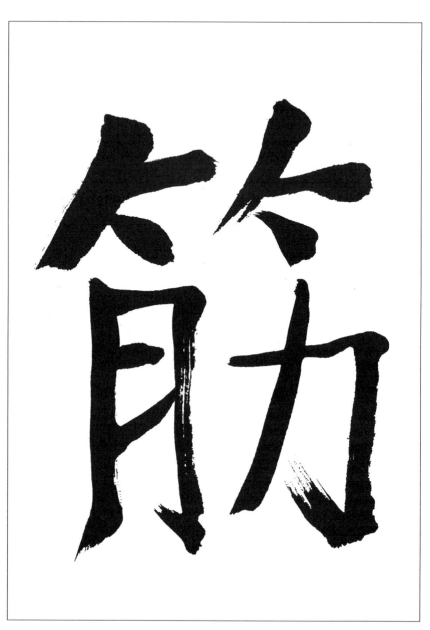

Jin = Muskeln, Bänder und Sehnen (der aktive Bewegungsapparat)

3.3.5 Eine Körperstruktur: die äußere Entfaltung des Holzes

Jin: das Zusammenspiel von Bändern, Muskeln und Sehnen, Ligamente, Muskelkraft

Das Zeichen besteht aus den Radikalen für Fleisch, Bambus und Krafteinsatz, also Schnelligkeit, Flexibilität und Elastizität, die aus dem aktiven Bewegungsapparat entsteht.

Unterscheide:

Fülle, Form und Konsistenz der Muskelmasse (das Fleisch) wird von der Erde (Milz und Magen) repräsentiert, Magen 40 – Feng Long = üppige Fülle, weist z.b. auf diesen Aspekt hin.

Das Leber- Blut ernährt den aktiven Bewegungsapparat und sorgt für das Wechselspiel Kontraktion-Relaxation. Bei Leber-Yin-Leere —> Krämpfe, Lähmungen, Taubheitsgefühle, Starrheit in den Bewegungsabläufen. Alle Störungen in der Kraftentfaltung haben ihre Ursache im Holz!

Wichtiger Akupunkturpunkt: Gallenblase 34: Yang Ling Quan = Quelle am Yang-Hügel, der Meisterpunkt für die Muskeln und Sehnen.

3.3.6 Differentialdiagnose: Vitalitätsverlust

– **Schwäche im Holz:** Leber-Yin-Leere oder Leber-Qi-Stagnation, begleitend Reizbarkeit, depressive Verstimmung, migräneartige Kopfschmerzen, schmerzhafte Regelblutung, bitterer Mundgeschmack, abendliche Verschlimmerung, saitenförmiger Puls

– **Schwäche im Wasser:** Nieren-Yang-Leere, kraftloser oder fadenförmiger Puls, Frösteln oder Abneigung gegen Kälte, der Patient mag nicht sprechen, er liegt am liebsten und rollt sich dabei zusammen (Embryohaltung) Gehirnmüdigkeit, Vergeßlichkeit, profuser, klarer Urin; Besserung zwischen 15.00 und 19.00 Uhr (Maximalzeiten von Blase und Niere)

– **Schwäche in der Erde:** Milz-Qi- oder Milz-Yang-Leere, Kälte in den Extremitäten, starkes Verlangen nach süßen Speisen, Verlangen nach warmen Getränken, Müdigkeit morgens, kommt nicht in Gang („Morgenmuffel"), Ödeme, Trägheit, mag sich nicht bewegen, schlüpfriger oder kraftloser Puls, besonders an der rechten Schranke (Guan)

3.3.7 Das Holz zeigt seinen Glanz
(chin. Hua: Blume, prächtig blühen, Glanz)

Zhao: die Klauen der Tiere, kratzen, krallen, ergreifen, **die Nägel** von Finger und Zehen

Das Aussehen der Nägel (Form, Farbe, Konsistenz) gibt Hinweise besonders auf den Funktionskreis der Leber. Gesunde Nägel sind gut durchblutet und haben einen matten Glanz; Streifenbildung, Furchen und Rillen, Verfärbungen, Brüchigkeit, Abschälen, Verwachsungen, Verkrüppelungen weisen auf eine Störung im Holzelement hin.

Aspekte der Nageldiagnose:

Ein gesunder Nagel besitzt eine glatte Nagelfläche, ohne Riefen und Rillen, ist matt glänzend, hat eine rosa Färbung, eine leichte Wölbung und ist elastisch.

Nagelmonde weisen auf die Herzkraft (Herz-Yang) hin. Ein Verschwinden der Monde deutet auf eine Herzneurose (Herz-Yang-Leere) hin, zu große Monde lassen eine verstärkte Neigung zu Herzinfarkten (Herz-Yin-Leere) befürchten, besonders bei gleichzeitigem Bluthochdruck.

Zernagte Nägel treten auf bei Nervosität und unterdrückten Aggressionen, Uhrglasnägel (oft im Zusammenhang mit Trommelschlegelfingern) weisen auf eine Disposition zu Tbc (familiär) oder auf ein Karzinom, Bronchiektasen, Lungenkrebs und Herzfehler hin. Krallenartige Nägel bedeuten eine Disposition zu Asthma. Solche Patienten imponieren häufig gleichzeitig durch starke Habsucht und Starrheit.

Ein keulenartiger Daumen zeigt Neigung zu Jähzorn und Tobsucht. Ein löffelartig gebogener Daumennagel tritt bei Trunksucht auf (familiär), wellige Querrillen weisen auf eine Schlackenansammlung im Körper hin.

Längslinien findet man bei Darmerschlaffung (bei Rauchern besonders am Daumen), aber auch bei Flechten und Milzleiden. Vertiefungen im Nagel zeigen eine Milzstörung an. Wenn der Nagelmond fehlt, haben wir eine Herzstörung nervöser Genese vor uns. Ist der Nagel bzw. das Nagelbett blaß, handelt es sich um Blutarmut, ist er bläulich, um Zirkulationsstörungen des Blutes, hat er gelbe Flecken, um eine Gehirnstörung; eine totale Gelbfärbung hingegen weist auf eine Leber- Gallenblasen-Störung mit Gelbsucht hin. Schwarze/dunkle Flecken/Punkte findet man bei Harnsäurebelastung und Nervosität (Nierenunterfunktion). Leicht einreißende Nägel bei weiblichen Patienten zeigen Störungen im Genitalbereich an.

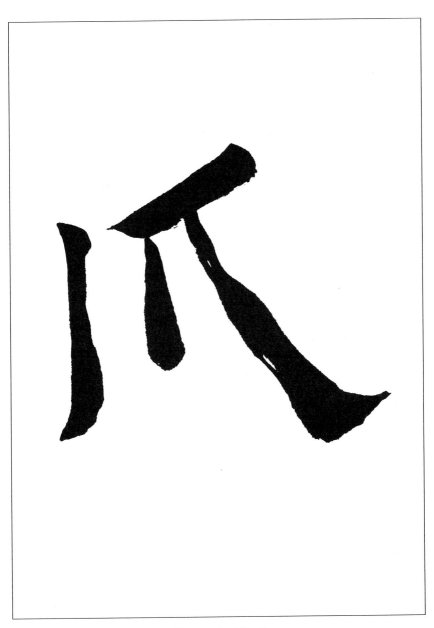

Zhao = die Nägel

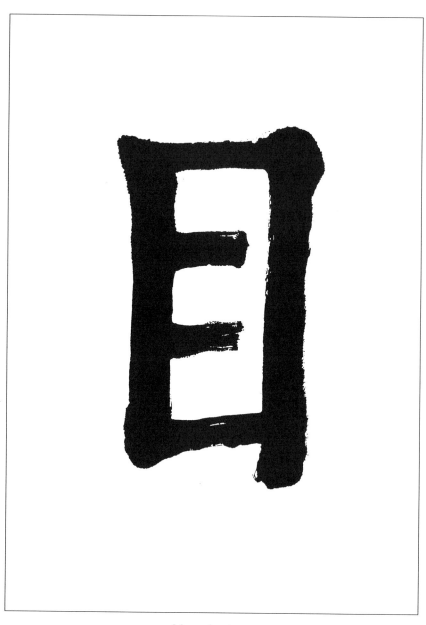

Mu = das Auge

Längsgerippte Nägel bedeuten Darmatonie und Krebsdiathese. Überwachsungen der Haut an der Nagelwurzel findet man bei Rheumatismus, chronischen Herzstörungen und Ängsten.

3.3.8 Eine spezifische Körperöffnung und Sinnesorgan

Mu: das Auge, sehen, betrachten, beachten, Haupt

Wenn die Leber genügend Blut speichert und freigeben kann, können die Augen alle fünf Farben sehen.

Die Augen sind die Sinnesorgane, die den Kontakt mit der äußeren Umwelt vermitteln. Wann immer die Sicht getrübt ist, müssen wir die Wandlungsphase Holz besonders beachten. Blindheit (Nachtblindheit), Wahrnehmungstrübungen, Schielen, Kurz- und Weitsichtigkeit, Glaukom, Katarakt, Augenschmerzen. Eine verzerrte Wahrnehmung bedeutet immer ein gestörtes Holzelement.

Dauernd müde Augen deuten auf eine Leber-Yin-Schwäche hin. Spannungen im Auge heißt, daß das Leber-Qi gestaut oder Leber-Yin zu schwach ist (z. B. Glaukom).

Konjunktivitis ist aus der Sicht der chinesischen Heilkunde eine Wind-Hitze-Schädigung, ebenso die Überempfindlichkeit gegenüber Licht (Photophobie). Nacht-Blindheit tritt bei Leber-Qi-Schwäche auf. *„Der Glanz des Shen (Geist) zeigt sich in den Augen"* – so heißt es im Su Wen. Ein klarer, fester Blick deutet auf ein gutes Shen, eine starke Persönlichkeit hin. Ein glanzloser, stumpfer, unsteter Blick zeigt ein gestörtes Shen. Dunkle Ringe unter den Augen findet man bei Nieren-Qi-Leere.

3.3.9 Chinesische Augendiagnose

Topographie des Auges: Man findet im Auge fünf diagnostische Areale, die den einzelnen Zang zugeordnet sind: die Pupille den Nieren (Wasser = schwarz), die Iris der Leber (Holz = grün/blau), die Skleren den Lungen (Metall = weiß; Rötung bei Lungen-Hitze, Gelbfärbung bei Nässe-Hitze im Inneren, wie bei Gelbsucht. Metall = weiß, Feuer = rot, Erde = gelb), die Augenwinkel dem Herzen (Rötung bei Feuer im Herzen), die Lider der Milz (Erde, gelb, Entzündung=Milz-Hitze).

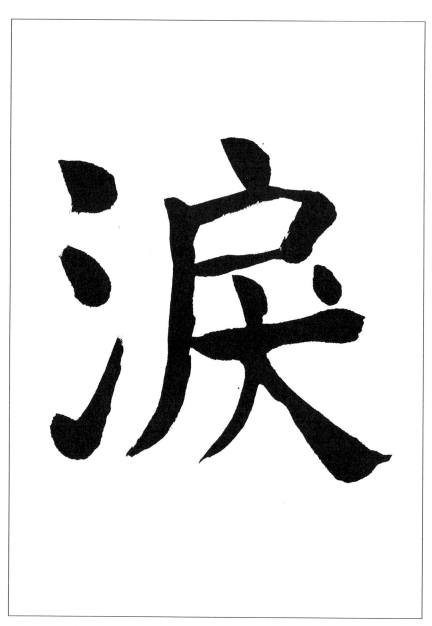

Lei = Tränen, weinen

3.3.10 Eine Körperflüssigkeit

Lei: Tränen, weinen, rasch fließendes Wasser

Das Schriftzeichen hat Wasser als Radikal, daneben einen Leichenkörper und einen Menschen; die Tränen, die man um einen verstorbenen Angehörigen vergießt.

Ein anderes Zeichen: Qi = weinen, stille Tränen, trauern. Ein Idiogramm, das in einigen Punktenamen enthalten ist:

- **Tou Lin Qi (Gallenblase 15):** am Kopf tränenüberströmt (den Tränen nahe)
- **Zu Lin Qi** (Gallenblase 41): am Fuß den Tränen nahe (tränenüberströmt)
- **Cheng Qi** (Magen 1): Tränenbehälter

Das Su Wen schreibt:

> *„Die Ye-(Yin-)Flüssigkeit, die von der Leber sezerniert wird, sind die Tränen."* (Kap. 23)

Übermäßiger Tränenfluß kann eine Windaffektion von außen sein (z. B. Konjunktivitis), aber auch von einer Leber-Yin-Leere herkommen.

Hier geschieht ein Übergriff des Metall-Yang im Ke-Zyklus —> übermäßiges Weinen mit der Trauerkomponente des Metalls.

Die Leber kann die Tränen nicht zurückhalten (speichern), sie treten unangemessen nach außen.

Durch eine exzessive Trauerphase kann ebenso das Leber-Yin geschwächt werden, so daß die Tränen nicht mehr zurückgehalten werden können —> tränenüberströmt (Gallenblase 15 und Gallenblase 41) mit dicken, roten, verweinten Augen, Rotz und Wasser heulend (Nasenschleim = Flüssigkeit der Lunge, Jammern und Klagen; deren stimmliche Manifestation).

3.3.11 Zwei Pulstaststellen

Die Energie der Wandlungsphase Holz hat ihre Resonanz am linken Handgelenkspuls auf der Schranken-(Guan-) Position, direkt über dem Radialisköpfchen. Hier prüfen wir:

- **den Yin-Aspekt im Holz (Leber)** in der Tiefe durch kräftigen Druck (die Ebene zwischen Fleisch und Knochen),
- **den Yang-Aspekt im Holz (Gallenblase)** oberflächlich bei leichtem Druck (die Ebene zwischen Haut und Fleisch).

89

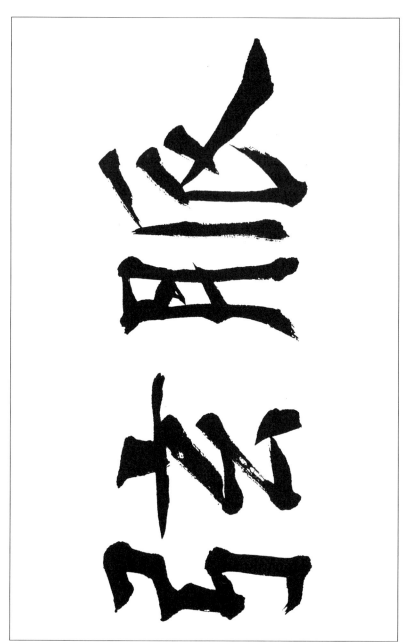

Xian Mai = der saitenförmige Puls

Das Zusammenwirken von Yin und Yang erzeugt die Aktivität des Holzes, so daß ein gesunder „*Holz-Puls*" eigentlich in der mittleren Ebene am deutlichsten zu fühlen sein sollte.

Die Verlagerung der Pulswelle in die Tiefe zeigt an, daß die Energie momentan im Speicher konzentriert ist, d. h. in der Leber; ein stärkerer oberflächlicher Puls deutet auf eine vermehrte Aktivität nach außen hin.

Ein schwacher, tiefliegender Puls an der linken Guan-Position ist ein Hinweis auf ein schwaches Holz-Yang (Gallenblase), ein kraftloser, oberflächlicher Puls ein Zeichen eines schwachen Holz-Yin (Leber). Dies ist ein Aspekt in der chinesischen Pulsdiagnose, der die quantitativen Energieverhältnisse (Fülle-Leere) im Holz darstellt.

3.3.12 Eine Pulsqualität

Xian Mai: der saitenförmige Puls (p. chordalis nach Porkert)

Dieser Puls fühlt sich an wie eine Bogensehne, die gespannt ist, um einen Pfeil abzuschießen. Er ist dünn, elastisch und federnd wie die Saite einer Laute (die dünne E-Saite der Gitarre!)

Der saitenförmige Puls ist der typische (Norm-) Pulsbefund für die Wandlungsphase Holz.

Fühlt man ihn im Frühling, zeigt er Gesundheit an, in jeder anderen Jahreszeit (und an anderen Pulstaststellen als die linke Guan-Position) ist er ein Hinweis auf die Überlagerung der energetischen Qualität des Holzes.

Der saitenförmige Puls signalisiert Windaffektionen und Schmerzzustände (gestautes Leber-Qi).

Das Pulsbild kommt dadurch zustande, daß die energetische Überfülle des Holzes die energetische Qualität der Erde überwältigt, so daß die Feuchtigkeit der Erde nicht mehr gleichmäßig verteilt werden kann. Der Puls wird scharf und einschneidend.

3.3.13 Die Leitbahnen der Wandlungsphase Holz

3.3.13.1 Die Leber-Leitbahn (Zu Jue Yin)

Die Leber-Leitbahn beginnt auf der Spitze der großen Zehe. Sie führt über den Fußrist und vor dem inneren Knöchel entlang der inneren Seite des Unterschenkels

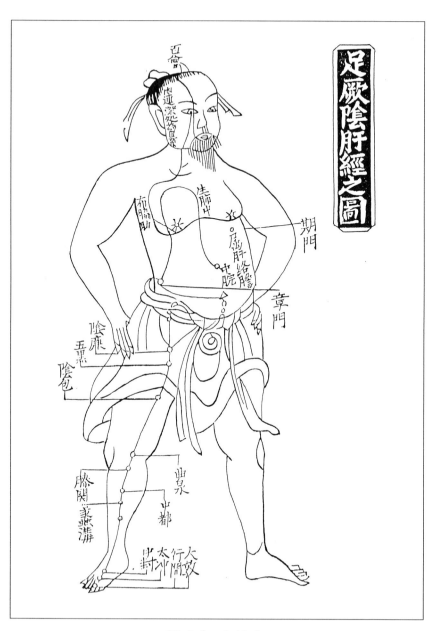

Die Leber-Leitbahn

zum Knie hinauf, über die innere Seite des Oberschenkels zur Schamgegend, umkreist die externen Genitalien und tritt dann in den Unterbauch ein. Die Leitbahn steigt im Inneren des Körpers nach oben, verbindet sich mit dem zugehörigen Organ, der Leber, und mit der Gallenblase und zerfasert sich unter den Rippen, bevor sie sich in die Lunge ergießt, wo sie auf die Lungenleitbahn trifft. (Der Zyklus des Leitbahnsystems beginnt hier von neuem.) Ein Nebenast läuft die Luftröhre hinauf zur Kehle und weiter zum Auge . Von hier zweigt ein Ast über die Wange nach unten und umkreist das Innere der Lippen; der andere Ast steigt über die Stirn zum Scheitel des Schädels auf. (Bai Hui, Du 20)

Symptomatik:

„Wenn die Leitbahn gestört ist, entstehen Schmerzen im unteren Rücken mit Unfähigkeit, sich nach vorn und rückwärts zu beugen. Bei Männern entstehen Schwellung des Skrotums und Schmerzen in den Leisten, bei Frauen Schwellungen im unteren Abdomen. In schweren Fällen wird der Hals trocken und das Gesicht aschgrau. Krankheitszeichen des zugehörigen Zang-Organs (Leber) sind Stauung in der Brust, Erbrechen, Durchfall mit unverdauten Speiseresten, Leistenbruch (Hernien), Enuresis oder spärlicher Harnfluß (Oligurie)." (Ling Shu, Kap. 10)

3.3.13.2 Die Gallenblasen-Leitbahn (Zu Shao Yang)

Die Gallenblasen-Leitbahn entspringt mit zwei Ästen am äußeren Augenwinkel: Der eine Ast bleibt an der Oberfläche, geht im Zick-Zack über die Seite des Kopfes und biegt hinter dem Ohr zum Scheitelpunkt der Schulter. Von dort führt er vor der Achsel weiter nach unten zur Leber und dem zugehörigen Organ, der Gallenblase. Er tritt an der unteren Seite des Bauches an die Oberfläche, wo er sich in der Hüftgegend mit dem anderen Ast vereint. Die Leitbahn führt dann über die äußere Seite des Oberschenkels, Knies und Unterschenkels, vorne am Knöchel vorbei, über den Rist und endet auf der äußeren Seite der Spitze der vierten Zehe. Auf dem Rist zweigt ein kleiner Ast ab, der quer über den Fuß zur großen Zehe läuft und sich dort mit der Leber-Leitbahn verbindet.

Symptomatik:

„Wenn das Qi der Gallenblasenleitbahn durch krankmachende Energie (Xie Qi) gestört ist, entstehen Symptome wie Herzschmerzen und Seitenschmerzen, der Patient kann sich nicht im Bett umdrehen. Weitere Krankheitszeichen sind bitterer Mundgeschmack, häufiges Seufzen (Verlangen, tief einzuatmen), in extremen Fällen wird die Haut matt und grau (wie mit Staub bedeckt), die Haut verliert ihren Glanz, die Füße werden heiß und

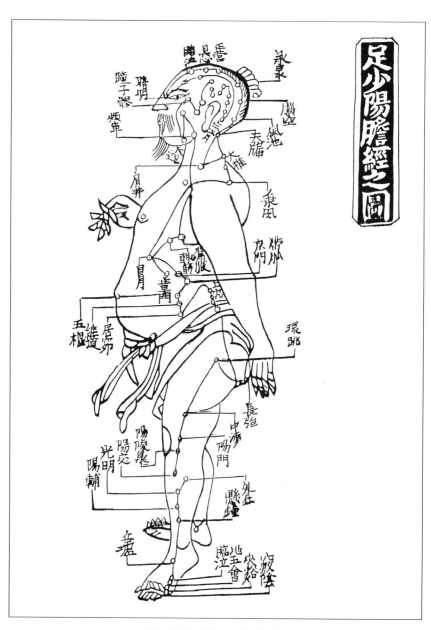

Die Gallenblasen-Leitbahn

94

drehen sich nach außen. Dies ist bekannt als extreme Yang-Leere. Die
Gallenblase beherrscht die Knochen(!). Krankheitszeichen, die das Fu-
Organ (Gallenblase) betreffen, sind Kopfschmerzen, Schmerzen im äuße-
ren Augenwinkel und in der Wangenregion, weiter Schwellung und Schmer-
zen der Achselhöhle und der Schlüsselbeingrube, Schwellung der
Lymphdrüsen des Halses, grundlose profuse Schweiße, Fieber mit Schüt-
telfrost (Malaria), Schmerzen, die sich von den Flanken nach unten seitlich
von Oberschenkel und Knie erstrecken, schließlich Schmerzen in allen
Gelenken und Unfähigkeit, die 4. Zehe zu bewegen." (Ling Shu, Kap. 10)

3.3.14 Ein sittliches Verhalten (Tugend)

Ren: die Güte

Im Einklang mit den Bewegungen des Frühlings ist auch das sittliche Verhalten
Ren = Güte, Wohltätigkeit, Menschenliebe, Menschlichkeit. Das Schriftzeichen
zeigt zwei Menschen, die zueinander stehen; die Form der Menschenliebe, die
jeden Menschen mit seinen Nachbarn verbinden sollte (WIEGER, L. 2 B). Ren war
in der konfuzianischen Gesellschaft die übergeordnete Tugend, die alle anderen
Tugenden enthielt. Die Güte sollte frei von Selbstsüchtigkeit sein, eine natürliche
innere Liebe für alle Menschen.[34]) Ren umfaßt folgende Inhalte: Hochachtung,
Verzeihen, Vertrauen, Klugheit, Fürsorge, Weisheit, Tapferkeit, Loyalität, Be-
scheidenheit, Ehrfurcht und Wertschätzung.

„Was einer sich selbst nicht wünscht, soll er anderen nicht antun; wenn
einer wünscht, eigenständig zu sein, so soll er auch anderen Menschen zur
Eigenständigkeit verhelfen; was er zu erhalten wünscht, soll er auch ande-
ren Menschen einräumen."(Kong Zi = Konfuzius)[35])

Im alten China war die Wohltätigkeit eher eine Angelegenheit der gehobenen
Beamtenklasse und ein erstrebenswertes Ziel für den edlen Menschen.[36]) Ren
bezieht sich im allgemeinen Sinne auf ein altruistisches Prinzip, Mitgefühl zu
empfinden und anderen zu helfen. Altruismus (von lat. alter = der andere) bedeutet
die innere Bereitschaft, andere zu fördern und selbst auch mal zurückzustecken. Im
Gegensatz dazu steht der Egoismus (von lat. ego = ich), der die Eigenliebe zum
obersten Prinzip erhebt.

Auch in der Menschenliebe ist extremes Verhalten schädigend; übertriebenes
Helfenwollen führt zur Abhängigkeit des Patienten und nimmt ihm die Möglichkeit, eigene Spielräume wahrzunehmen. Oft hilft sich der Helfer selbst am meisten,
da er seine eigenen Probleme und Schwächen unter dem Deckmantel sozial
akzeptierter Fürsorge kaschieren kann.

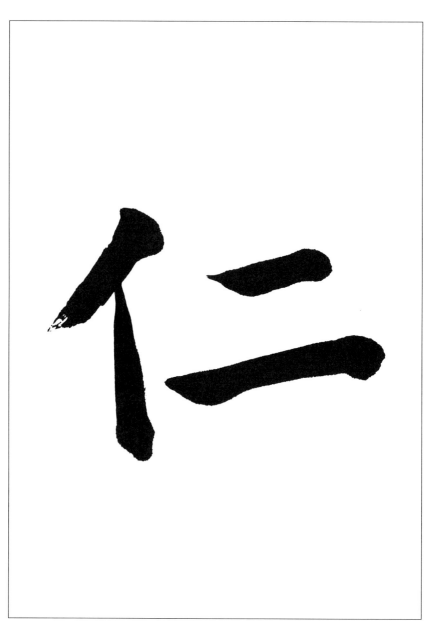

Ren = Güte, Wohlwollen, ein soziales Verhalten zweier Menschen zueinander

„Gerade darin drückt sich das Helfer-Syndrom besonders deutlich aus, daß Schwäche und Hilflosigkeit, offenes Eingestehen emotionaler Probleme nur bei anderen begrüßt und unterstützt wird, während demgegenüber das eigene Selbstbild von solchen Flecken um jeden Preis freigehalten werden muß." [37])

Ebenso ist ein Mangel an Mitgefühl und Hilfsbereitschaft Ausdruck eines gestörten Holzelements. Solche Menschen verfolgen nur die eigenen Interessen und gehen über Leichen, wenn es ihrer Karriere dient. Aber Hochmut kommt vor dem Fall, und so mancher Himmelsstürmer wird auf den Boden der Tatsachen zurückgebracht, wenn er zu eigennützig vorgeht. Erst wo Uneigennützigkeit im menschlichen Verhalten vorherrscht, kann wirkliche Liebe entstehen. LAO ZI schreibt dazu im 38. Kapitel des DAO DE JING:

„Höchste Tugend wirkt ohne Macht, deshalb ist sie wirksam; niedrige Tugend benötigt Macht, deshalb hat sie keine Wirkung.
Höchste Tugend handelt durch Nicht-Einmischung [38]*); niedrige Tugend wirkt durch Kontrolle und dient nur sich selbst. Höchste Güte zeigt sich im Handeln und verfolgt keine privaten Ziele, höchstes Pflichtgefühl wirkt im Handeln und hat private Ziele.*
Die Moral wird allgemein hochgehalten, aber es gibt niemanden, der ihr entspricht. Also krempelt sie die Ärmel hoch und erzwingt sich Beachtung." [39])

Lao Zi nimmt hier eindeutig Stellung gegen gesellschaftlich aufgezwungene Verhaltensnormen, die niemand ernst nimmt und die nur mit Gewalt durchgesetzt werden. Höchste Tugend muß im Einklang mit Dao, dem natürlichen Weg, sein und durch Nicht-Tun wirken. Wohltätigkeit hat nur dann einen Sinn, wenn sie nicht zur Gegenleistung verpflichtet. Eine wesentliche Störung in vielen zwischenmenschlichen Beziehungen ist eine überhöhte Erwartungs- und Anspruchshaltung dem anderen gegenüber. Hier die goldene Mitte zu finden, ist der beste Weg für gemeinsames Wachstum und Wirken. Leben gebären und nicht töten, geben und nicht wegnehmen, belohnen und nicht bestrafen, heißt die Devise für den Frühling und damit für alle beginnenden Aktivitäten.

Wahre Tugend wirkt durch ihre Natürlichkeit und Uneigennützigkeit. Wo materielle Interessen die menschlichen Beziehungen diktieren, haben Güte und Menschenliebe keinen Platz mehr.

„Geht das Dao verloren, tritt die Tugend an seine Stelle, geht die Tugend verloren, kommt die Menschenliebe. Wenn die Liebe zugrunde geht, erscheint die Gerechtigkeit, versagt auch noch die Gerechtigkeit, bleiben nur noch Rituale und moralische Vorschriften. Die Moral ist jedoch die

armseligste Form der Rechtsvorstellungen, sie ist der Anfang des Zerfalls. "
(Lao Zi, Kap. 38, Fortsetzung)

3.3.15 Ein geistig-seelischer Aspekt

Hun: die Seele, der geistige Teil des Menschen, der im Tod den Körper verlassen kann und zum Himmel aufsteigt. Auch: der Geist, der Verstand, die mentalen Fähigkeiten, die **Geist-Seele.** [40])

Das Schriftzeichen zeigt einen Dämon und Dämpfe, die nach oben steigen (WILDER, Nr. 447). Dies gibt die Vorstellung einer nicht faßbaren flüchtigen Erscheinung. Der Geist ist unsichtbar für das menschliche Auge. Eine andere Übersetzung für Hun ist **Hauchseele.** [41])

Hun im lebenden Menschen bezeichnet den individuellen Ausdruck seiner Kreativität, Phantasie und Intuition. Sie prägt den Charakter und die Persönlichkeit eines Individuums, insbesondere seine Darstellung nach außen. Hun ist der Yang-Aspekt von Shen im Mikrokosmos.

„Was mit Shen kommt und geht, wird Hun genannt." (Ling Shu, Kap. 8)

Die Geist-Seele ist unser repräsentatives Bewußtsein in allen Lebenslagen. Der bekannte Psychoanalytiker C. G. Jung vergleicht Hun mit **Logos** = die das Weltall durchdringende göttliche Vernunft im Menschen. Er meint damit eine universale Bewußtseinsklarheit und Vernünftigkeit, die ein korrektes Handeln nach sich zieht. Dies entspricht der **Shen gewordenen Hun-Seele,** die nicht mehr triebhaft von persönlichen Motiven gesteuert ist, sondern von universeller Erkenntnis und Weisheit. Demgegenüber vergleicht Jung die weibliche Hun-Seele mit **Animus,** als Gegenstück zur männlichen Po-Seele = **Anima.**

„Der Animus der Frau besteht aus einer Vielzahl vorgefertigter Meinun-gen [...] er ist ein minderwertiger Logos, eine Karikatur des differenzierten menschlichen Geistes, wie die Anima (des Mannes) auf niedriger Stufe eine Karikatur des weiblichen Eros ist." [42])

Im alten China ist von drei **Hun-Seelen** die Rede:

- **Sheng Hun:** das Lebensprinzip, die Möglichkeit, Leben zu werden, sie ist in Menschen, Tieren und Pflanzen gleichermaßen vorhanden.
- **Jiao Hun:** Gefühle und Instinkt; das, was Menschen und Tiere gemeinsam haben, Pflanzen jedoch fehlt.

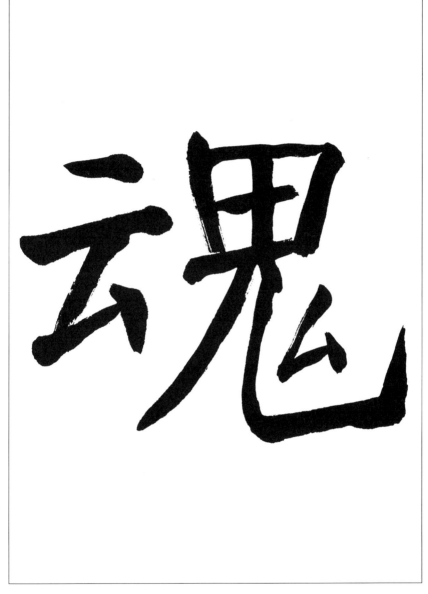

Hun = die Geist-Seele

- **Ling Hun:** die Kraft, schöpferisch tätig zu sein und Dinge bewußt und planvoll zu verändern. Ling = magische Wirkkraft, die Hun realisiert. Dieser Seelenanteil ist nur dem Menschen gegeben.

Die beiden ersten Hun-Seelen sind vergänglich, die dritte ist die unsterbliche Seele, die reinkarnieren kann. Hun lebt nach dem Tode noch lange und kümmert sich um die Zurückgebliebenen, vorausgesetzt, daß man ihr Opfer bringt. Deshalb war im alten China der Ahnenkult so wichtig. Einerseits gab es strenge Totenbräuche, die der Befreiung der Hun-Seele dienten, andererseits wurden Schutzmaßnahmen getroffen, damit Hun nicht am Boden haften blieb und ein böser Geist (Gui) wurde. Wenn die Hun-Seele keine Opfer erhielt, blieb sie hungrig und konnte der Familie großen Schaden zufügen. Sie konnte außerdem von feindlich gesonnenen Zauberern für ihre Schwarze Magie mißbraucht werden.

Die Seelen von Ermordeten und Hingerichteten wurden zwangsläufig zu Dämonen (Gui), da ihnen keinerlei Totenehre entgegengebracht wurde.[43])

Bei der Reinkarnation tritt die Hun-Seele erst im Monat der Geburt in den Leib des Fötus. Dies mag einer der Gründe sein, weshalb Abtreibungen in China moralisch nicht verurteilt werden.[44])

Eine alte chinesische Legende berichtet von einer unglücklichen Reinkarnation der Geist-Seele:

LI TIEH GUAI, einer der acht Unsterblichen, gab sich von Jugend an ganz dem Studium der Dao-Lehre hin. Lao Zi selbst, den er hin und wieder im Himmel besuchte, hatte ihn eingeweiht. Eines Tages, als er wieder einmal seinem himmlischen Meister einen Besuch abstatten wollte, überließ er für die Dauer seiner Abwesenheit seine Körper-Seele (Po) der Obhut eines Schülers. Dieser sollte, falls sein Meister nicht binnen sieben Tagen zurückgekehrt war, die animalische Seele freigeben, damit der Körper sterben konnte. Leider wurde der Wächter am sechsten Tag an das Sterbebett seiner Mutter gerufen, so daß der Körper seines Meisters unbewacht zurückblieb.

Als Li Tieh Guai am siebten Tag zurückkehrte, fand er seinen Leib entseelt und leblos vor. Um seiner nun obdachlos gewordenen Hun-Seele eine neue Unterkunft zu verschaffen, mußte er in den ersten besten Körper schlüpfen, der zur Verfügung stand. Also fuhr er in den Leib eines lahmen Bettlers, der zwar ent-hun(t), aber noch nicht ent-po(t) war. Seitdem wird Li Tieh Guai immer in der Gestalt eines buckligen, hinkenden, auf eine Krücke gestützten Bettlers dargestellt mit dem Spitznamen: Li mit der eisernen Krücke.[45])

Alle fünf geistigen Energien (Shen, Hun, Po, Yi, Zhi) haben einen festen Wohnsitz im menschlichen Körper. Sie werden dort behütet wie ein Schatz (**Zang** = Schatz-Organe). Hun wohnt in der Leber.

„Die Leber beherbergt Hun, die Geist-Seele. Übermäßige Traurigkeit schädigt die Leber und verletzt die Geist-Seele. Ist Hun geschädigt, folgen Gedächtnisverlust, Wahnsinn und Delirium; die Geschlechtsorgane schrumpfen, und der Patient bekommt Krampfanfälle. Sein Brustkorb ist eingeengt, so daß Atemnot entsteht, Haut und Körperhaar verlieren ihren Glanz, und zuletzt stirbt der Patient, meist im Herbst."(Ling Shu, Kap. 8)

Weiter heißt es:

„Die Leber speichert das Blut (Xue) und reguliert es. Die Hun-Seele hängt vom Blut ab. Wenn das Qi der Leber erschöpft ist, ist der Mensch schreckhaft und ängstlich; wenn das Qi der Leber in Fülle ist, neigt der Mensch zu Wutausbrüchen."

Auch die heute so beliebte Reinkarnationstherapie bedeutet eine starke Beanspruchung für die Hun-Seele. Abgesehen davon, daß der Sinn solcher Explorationen in frühere Leben fragwürdig ist, bedeutet das ständige Herauslocken von Hun aus seinem Haus einen unnatürlichen Kraftakt für die Leber. Die ständige Aktivierung eines Yang-Aspektes der Leber konsumiert das Leber-Yin, so daß schließlich ihre Speicherfähigkeit erschöpft ist. Hun verliert seinen Wohnsitz und wird rast- und ruhelos. Mir sind mehrere Patienten bekannt, die nach einer Reinkarnationstherapie in einen katastrophalen energetischen Zustand kamen und alle Symptome eines erschöpften Leber-Yin aufwiesen wie z. B. Unruhe, Schlaflosigkeit, Alpträume, Reizbarkeit, Hitzewallungen, Herzklopfen und Sehstörungen. Eine andere Patientin mit einer chronischen Hepatitis war der festen Meinung, daß nur eine Reinkarnationstherapie ihre Probleme lösen könne. – Es ist oft nicht immer eindeutig, was Ursache und Wirkung in der chinesischen Medizin ist.

Eine wichtige Funktion von **Hun** ist das **Träumen**. Im Wachzustand geht die Geist-Seele zu den Augen und formt das Bewußtsein durch visuelle Wahrnehmung, im Schlaf wandert sie und träumt für uns andere Welten und Wahrnehmungsebenen. Der Traum war für die chinesischen Orakelmeister ein wichtiges Medium zur Weissagung. Im Traum wurden Botschaften von Toten, Göttern und Dämonen übermittelt, die über Leben und Tod des Träumers entscheiden konnten.[46])

Übermäßiges Träumen bedeutet generell eine Schwächung des Leber-Yin, die Hun-Seele fühlt sich zu Hause nicht wohl und schweift umher. Ebenso ist übermäßiges Tagträumen eine Störung unseres repräsentativen Bewußtseins. Hun ist nicht präsent (alert) und nach außen gerichtet, sondern zurückgezogen nach innen. Phantasie und Kreativität brauchen Phasen des inneren Rückzugs, um sich ungestört entwickeln zu können. Im pathologischen Sinne kann es aber auch bedeuten, daß die Außenwelt irrelevant wird. Der **Autismus** ist eine extreme Form der Verweigerung, die Persönlichkeit nach außen zu projizieren und mit der Umwelt Kontakt aufzunehmen.

Die Fähigkeit zu träumen wird von der Hun-Seele beherrscht, aber jede Wandlungsphase hat ihre spezifischen **Traummotive, die eine Störung ihrer Funktionskreise signalisieren können.** Für das Holz gilt:

- Wenn das Leber-Qi erschöpft ist, träumt man von Pilzen und frischen Gräsern.
- Zur rechten Zeit[47]) träumt der Patient, daß er sich hinter Bäumen versteckt und nicht den Mut hat, herauszukommen (Su Wen, Kap. 80).
- Verläuft das Leber-Qi entgegen (Jue)[48]), träumt man von Bäumen und Wäldern (Ling Shu, Kap. 43).
- Ist das Leber-Qi üppig, ist man im Traum sehr zornig.
- Verläuft das Gallenblasen-Qi entgegen, träumt man, in Kämpfe und Schlachten verwickelt zu sein, oder daß man seinen eigenen Leib verstümmelt (Ling Shu, Kap. 43).

Komplementär zu den **drei Hun** gibt es die **sieben Po.** Po = die Körper-Seele mit Wohnsitz in der Lunge, beherrscht alle vegetativen, triebhaften Vorgänge im Menschen. Die sieben Po stehen in der chinesischen Medizin für die sieben Leidenschaften **(Qi-Qing)**, nämlich Freude **(Xi)**, Ärger **(Nu)**, Ängstlichkeit **(You)**, Nachdenklichkeit **(Si)**, Traurigkeit **(Bei)**, Furcht **(Kong)** und Schrecken **(Jing)**.

Jede Emotion hat ihre Daseinsberechtigung und will gelebt werden. Der gleichmäßige Wechsel der Gefühle ist ein Zeichen von Gesundheit. Übermäßiges Ausleben oder Unterdrückung eines Gefühls signalisiert eine Störung und bedeutet ein Steckenbleiben in einer Wandlungsphase. Hier wird die Emotion zur Leidenschaft. Die Körper-Seele Po stellt sich über die Geist-Seele Hun, und die menschliche Entwicklung bleibt im Trieb haften. Frieden findet nur der, der seine Seelenkräfte bändigt und vereinigt. 3 Hun und 7 Po sind 10 Seelenanteile; die Zehn ist ein Symbol für die Ganzheit, hier die Ganzheit der Seele. Dieser Zahlenmagie folgt auch Lao Zi, indem er im 10. Kapitel das Wirken einer harmonischen Seele beschreibt:

Möglichkeiten:

Kannst du die Einheit von Geist- und Körper-Seele bewahren und so deine Ganzheit erreichen?
Kannst du dein Qi leiten und dadurch weich und geschmeidig wie ein Neugeborenes werden?

Kannst du in die tiefsten Tiefen deiner Visionen vordringen ohne Fehler und Irrtümer?
Kannst du dein Volk lieben und dein Reich regieren, indem du Nicht-Tun übst?
Kannst du deine Himmelspforten[49]*) öffnen und schließen und dabei wie ein Vogelweibchen*[50]*) sein?*
Kannst du mit völliger Klarheit alles durchdringen, ohne am Wissen haften zu bleiben?
Hervorbringen, aber nicht besitzen,
handeln, aber nicht beharren,
führen, aber nicht beherrschen,
das nennt man die geheimnisvolle Kraft des Dao.[51]*)*

4. Die Wandlungsphase Holz im Menschen

Störungen der Energien

4.1 Feuer im Holz

Das Feuer ist in der Wandlung der Höhepunkt der Aktivität, einer Aktivität, die im Holz aus dem Wasser initiiert wird. Wenn das Feuer erreicht wird, wenn das Holz zu brennen anfängt und zu reiner Energie (dem „*absoluten*" Yang) wird, hat das Holz seine „*Bestimmung*" erfüllt.

Das Feuer im Holz ist der Aspekt der Vollendung der Holz-Aktivität, der auf die Feuer-Qualität, die Wärme und „*Herzlichkeit*" gerichtete Gesichtspunkt.

Zu wenig Feuer im Holz zu haben...

... zeigt sich in mangelndem emotionalem Engagement. Bewegung an sich ist vorhanden, in der Bewegung fehlen aber Zeichen von emotionaler Anteilnahme, womöglich von Begeisterung und Engagement. Die Arbeit wird gemacht. Aber sie macht keinen Spaß. Man findet in den täglichen acht Stunden nicht das, was man Selbstverwirklichung (eine andere Bezeichnung für diesen Prozeß der Entwicklung der Persönlichkeit aus dem Wasser durch das Holz zum Feuer) nennt. Fließbandarbeit oder überhaupt die Entfremdung von seinem Arbeitsprodukt – man sieht nur die Teile des Ganzen, nie das Ganze selber. Die Hobbys sollen hier einen Ausgleich schaffen, ein gewaltiger Markt ist da ja in den letzten Jahrzehnten nicht nur in Deutschland entstanden.

Die abstrakte Bewegung – ein Charakteristikum unserer Zeit (s. o.) – steht im Vordergrund. Das Ziel der Bewegung, das Ziel des Holzes ist unbekannt. Die Hauptsache ist, man ist schneller. Und daß man es schafft. Produktivität, Effektivität um ihrer selbst willen. Die moralischen, ethischen Gesichtspunkte des Handelns – sie werden ignoriert.

... und zu viel Feuer im Holz...

Was passiert, wenn das Holz zu stark brennt? Es verbrennt sehr gut, sehr schnell, sehr heiß, aber wenig effektiv. Es geht viel verloren. So ist es auch im Menschen. Wer zu viel Feuer im Holz hat, der verzehrt sich, die Arbeit „frißt" ihn auf. Er macht es nicht ungern, er fühlt sich wohl dabei, arbeitet er doch für ein hehres Ziel. Wir finden diesen Typus oder besser: diese Verhaltensweise sowohl in den „Workaholics" als auch in religiös oder politisch bis hin zum Fanatismus engagierten Menschen. Zeitweilige Exzesse des Feuers im Holz sind die Überaktivität oder fieberhafte Aktivität, die wir vor Prüfungen oder vor schwierigen Aufgaben entfalten müssen. Hier ist jedoch ein Ende – und somit ein Weitergehen in dem Zyklus der Wandlungsphasen zum Rückzug und zur Ruhe absehbar. Anders bei länger andauernden Exzessen. Das Holz verbrennt zu schnell, die Substanz wird angegriffen, ohne daß ausreichend Nachschub zur Verfügung steht: Das Zuviel an Aktivität läßt einen nicht zur Ruhe kommen, man kann auch aus dem verschwenderisch vergeudeten Feuer, dem „hehren Ziel", keinen Nutzen ziehen, weil der Aspekt der Reflexion, des Rückzugs fehlt.

4.2 Wasser im Holz

Das Wasser ist die Grundlage, der Ausgangspunkt der Holz-Bewegung. Der Baum holt Nährstoffe und Wasser aus dem Boden. Beides, ein Zuviel oder Zuwenig an diesen Baustoffen, kann das Wachstum, das Leben des Baumes zunichte machen. Kein Wasser bedeutet für den Baum, daß er verdorrt. Zu viel Wasser führt ebenfalls zum Absterben.

Das Wasser nährt das Holz, das Holz bringt die Entfaltung des Menschen zum „göttlichen Wesen", zu seiner eigentlichen persönlichen Existenz. Das Bewußtsein, das Denken und Fühlen des Menschen, seine Emotionen – sie alle werden durch das Holz zum aktuellen Erleben. Das, was im Unterbewußtsein verborgen ist, was den Menschen in der Vergangenheit, in seiner bisherigen Existenz geprägt und so zu einem Individuum gemacht hat, ist die Wandlungsphase Wasser in uns. Alle Einflüsse, seien sie das kulturelle Umfeld, das religiöse Empfinden, die soziale und familiäre Situation, ganz spezifische individuelle Erlebnisse und Erfahrungen, bilden zusammen das ICH. Dieses ICH wird über die Holz-Dynamik zum SELBST-BEWUSSTSEIN oder zum ICH-GEFÜHL. Das Bewußtsein der eigenen Identität, seiner Rolle innerhalb des soziokulturellen Umfelds bildet die Basis einer Persönlichkeit, ihr Rückgrat. Und eben dieses RÜCKGRAT ist das Wasser im Menschen.

Was heißt es, zu wenig Wasser im Holz zu haben?

Die Symptomatik ähnelt der von *„zu viel Feuer im Holz"*.

Anders als dort (s. o.) wird aber hier die fieberhafte Aktivität nicht für ein gutes Ziel entfaltet. Die heftige Dynamik, die eine solche Funktionsstörung im Menschen bewirkt, ist rast- und ruhelos. Und sie dient der Kompensation eines fehlenden

Rückgrats, eines unzureichend empfundenen ICH-Gefühls. Man ist sich selber nicht genug, will immer mehr aus sich machen, als man ist. Häufig sind das schon sehr tief sitzende Prägungen aus dem Elternhaus: *„Du bist zu nichts nütze"*, *„Du bist schlecht"* oder auch nur das allzu häufig gebrauchte *„Das hast du von. . . "*, sei es nun im Guten oder Bösen gemeint. Doch wenn der Mensch sich nicht identifizieren kann mit der Vergleichs-Persönlichkeit, induzieren solche Äußerungen eine Schmälerung des Selbst-Bewußtseins. Sie nehmen dem heranwachsenden Menschen die Möglichkeit, sich mit sich selber zu identifizieren.

Auch ist die Richtung der Dynamik nicht festgelegt. Sie ist sprunghaft, ohne Kontinuität. Man hat das Gefühl, solche Menschen wollen erst gar nicht zur Ruhe kommen. Und wenn sie es doch einmal tun, dann bricht der große Katzenjammer aus. Es kommt die eigentliche Leere, die tiefe Depression zum Vorschein, die so lange verborgen schien.

. . . und zu viel Wasser?

Wenn das Holz eine gute Qualität aufweist, so soll es (s. o.) *fest und biegsam sein wie ein Bambus.* Die richtige Richtung soll stringent beibehalten werden. Gleichzeitig soll aber die Unüberwindbarkeit eines möglichen Hindernisses rechtzeitig erkannt werden, um es flexibel umgehen zu können.

Diese Flexibilität fehlt, wenn zu viel Wasser im Holz ist. Ur-Typen wie im klischeehaften Bild des Bayern oder Ostpreußen – sie repräsentieren diese Funktion. Der Wille wird durchgesetzt, koste es, was es wolle, und wenn es der eigene Kopf ist, mit dem man immer gegen die Wand rennt. Die Kraft und die Ausdauer, mit der man so handelt – das ist ein Aspekt des Wassers im Holz.

4.3 Erde im Holz

Die Wandlungsphase Erde steht – obgleich häufig im Zyklus der Wandlungsphasen hinter das Feuer gestellt – im Zentrum des Kreises. Das Achsenkreuz im Kreis symbolisiert in der alten chinesischen Philosophie die Einheit zwischen Himmel und Erde, zwischen Yang und Yin. Der Kreis ist Symbol der zyklischen Bewegungen des Himmels, der Bewegungen, die durch eine ständige Wiederkehr charakterisiert sind. Es sind die Jahreszeiten, der Tag-Nacht-Zyklus, es ist die Zeit und somit die WANDLUNG überhaupt. Das Achsenkreuz oder das Winkelmaß sind Symbole des Irdischen. Das Irdische, der Raum, wird in dieser Ebene mit Quadraten erfaßt. Das Kreuz im Zentrum des Kreises ist die umfassende Darstellungsmöglichkeit der Einheit der Dimensionen (siehe M. Granet „Das chinesische Denken").

Die vier Wandlungsphasen stehen nun jeweils am Ende einer Achse, es sind die Achsen der AKTUALITÄT (Feuer/Wasser) und der POTENTIALITÄT (Holz/ Metall). Im Zentrum des Kreuzes, im Mittelpunkt des Kreises, ist die ERDE. Sie zentriert, bildet den zusammenhaltenden und in sich ruhenden Aspekt inmitten des immerwährenden, sich ständig wiederholenden und überschneidenden Wandlungsprozesses.

Was geschieht, wenn die Erde im Holz fehlt?

Holz und Metall sind die bewegenden Wandlungsphasen. Es sind die beiden Bewegungen des Entfaltens (Holz) und des Zusammenziehens (Metall), die die Wandlung bewirken und somit letztlich das Leben, was durch die Veränderung jeglichen Seins charakterisiert ist, das Fortschreiten.

Es entsteht durch die Wandlung ein zyklischer Prozeß, ein Kreis, der durch die Erde zentriert wird, einen Mittelpunkt erhält. Fehlt die Erde in dieser Entfaltung des Holzes, so hat der Mensch keinen Bezug mehr zum Mittelpunkt. Die Reflexion seines Agierens, das Nachdenken über das, was er in die Wege geleitet hat, fehlt. Es kommt zum unreflektierten, unüberlegten Handeln. Das richtige Holz-Handeln geschieht „aus dem Bauch heraus", aus der unbewußten Einbeziehung gemachter und verarbeiteter Erfahrungen in die Planungen und Aktivitäten. Dieses Verarbeiten, das Verdauen und sich somit ein Zentrum des Agierens zu schaffen, ist auch eine Manifestation der Wandlungsphase Erde in uns.

Solchen Menschen, denen die Erde im Holz fehlt, wird oft gesagt: „Der lernt nie dazu." Er wird immer wieder die gleichen Fehler machen. Vergleiche – wenn auch unbewußte – zu ziehen zwischen dem gerade Erlebten und Getanen und dem eigenen Erfahrungsschatz ist solchen Menschen fremd.

Bewegung stagniert – zu viel Erde im Holz.

Im anderen Fall, wenn die Erde im Holz dominiert, erscheint die Zentrierungstendenz der Erde zu stark. Die Bewegung, die Planung, wird immer wieder zum Mittelpunkt, zum „Bauch", hingezogen. Es ist der Planer, der nie seine Pläne in die Tat umsetzt. Der Zweifler, der alles tausendmal überdenkt, dem tausenderlei Skrupel und Einwände einfallen und der sich deshalb nur unter schweren Geburtswehen seine Träume erfüllen kann.

Es ist nicht die Entscheidungsschwäche, die wir beim „Holz im Holz" kennenlernen werden. Dort fehlt quasi der „Mut", eine Entscheidung in die Tat umzusetzen. Hier kann erst gar keine Entscheidung gefällt werden. Es fehlt der klare Blick für das Notwendige, für die richtige Richtung – ein Phänomen, das wir auch auf der somatischen Ebene wiederfinden bei der Leber-Xue-Schwäche, bei der es zu Sehstörungen kommen kann.

4.4 Holz im Holz

Im „*Nei Jing*" heißt es:

Wenn Wind überhand nimmt, gerät alles in Bewegung und dreht sich im Kreise.

Das Holz ist das Qi, die Lebenskraft. Die Kraft, mit der wir uns durchs Leben bewegen, die „*Vitalität*". Eine Kraft, die zunächst noch nicht aussagt, außer daß sie verändern will, daß sie nicht stehenbleibt, daß sie sich nicht mit dem Status quo zufriedengibt. Es ist eine gewaltige, unbändige Kraft, die sich in den letzten Jahrhunderten gerade in Europa mit all ihren Licht- und Schattenseiten gezeigt hat und sich weiter offenbaren wird. Sie ist kreativ, in ihrer Kreativität ist aber der Keim der Zerstörung nicht nur des Alten, sondern auch des anderen verborgen. In ihrem Innovationsdrang ist sie rücksichtslos und zerstörerisch bis zur Selbstzerstörung.

Wenn das Holz im Holz fehlt. . .

. . . finden wir bei den Patienten die Symptome der Qi-Leere in einer generellen Kraftlosigkeit, die sowohl das Denken als auch das Handeln umfaßt.

Pläne werden geschmiedet, sie werden perfekt bis ins kleinste Detail durchdacht, aber es fehlt die Kraft und auch der Mut, die Pläne in die Tat umzusetzen.

Häufig gesellt sich solchen Menschen ein anderer hinzu, der deren womöglich sehr kreative Fähigkeiten erkennt und deren Pläne in die Tat umsetzt.

. . . oder wenn das Holz im Holz übermächtig ist

. . . diesen Typus finden wir im „HB-Männchen" treffend dargestellt. Es ist der Choleriker, dem alles nicht schnell genug gehen kann. Flippig, Sprunghaftigkeit. Wenn solche Menschen irgendwelche Fragen im Unterricht haben, warten sie nicht ab, bis der Lehrer den Satz zu Ende gesprochen hat. Probleme tauchen dann sicherlich in der Behandlung auf, wenn sie als Therapeuten tätig werden! Der Patient kommt dann womöglich überhaupt nicht zum Zuge. Das Bemühen, das eigene Ich herauszustellen, kann dazu führen, daß der Patient das Gefühl vermittelt bekommt, er müsse dem Therapeuten helfen. Jedes Symptom des Kranken bezieht der Therapeut auf sich selber. Er vergleicht ausschließlich mit eigenen Lebenserfahrungen und artikuliert dies aber auch gleich, stellt dann seine eigenen Erfahrungen als maßgeblich auch für den Patienten dar.

4.5 Metall im Holz

Die Energetik der Wandlungsphase Metall wirkt der der Wandlungsphase Holz entgegen. Holz als Aspekt der Entfaltung, der Spontaneität, des Agierens, des beginnenden Yang; Metall als sich zurückziehendes, strukturierendes, rhythmisierendes, ordnendes Element, des beginnenden Yin.

Beide Wandlungsphasen bilden die Achse der Potentialität, der Bewegung und Dynamik. Es kann etwas geschehen, es ent-wickelt sich etwas. Wenn irgend etwas in der Bewegung eines Menschen gestört ist, auf der körperlichen, geistigen oder emotionalen Ebene, dann ist die Harmonie zwischen Holz und Metall nicht in Ordnung.

Das Holz ist die Bewegung nach oben, die zentrifugale Bewegung. Der Metall-Aspekt in dieser zentrifugalen Bewegung bedeutet, daß in ihr die Richtung beibehalten wird, daß die Lebenskraft sich nicht regellos nach allen Seiten ausbreitet, sondern daß ein – zwar unter Umständen geschlungener, aber in jedem Fall zum Ziel führender – Weg eingehalten wird.

Wenn das Metall im Holz fehlt. . .

. . . äußert sich das häufig in einer unkontrollierten und unkontrollierbaren Verausgabung der Lebenskraft. Man fühlt die Energie in sich als ein unbeherrschbarer Drang zum Handeln. Das kann auf der körperlichen Ebene das Muskelzucken sein, der *„nervöse Tick"*, der sich ja typischerweise in Belastungssituationen bevorzugt am Augenlid zeigt. Auf der emotionalen Ebene kann sich ein derartiger Mangel des Metalls im Holz in fehlender Selbstbeherrschung zeigen . Sich selber nicht unter Kontrolle haben. *„Die Gäule gehen mit einem durch."* Man will etwas erreichen, es soll schnell gehen, man stößt auf ein Hindernis: Man kann resignieren, sich sagen, das schaffe ich nicht. Man kann immer wieder versuchen, das Hindernis zu beseitigen, es umzurennen. Man kann sich nach einem anderen Weg umsehen, um zum Ziel zu gelangen. Oder man rennt blindlings hin und her auf der Suche nach dem Weg, sieht den anderen Weg aber nicht, denn dieses Sehen würde heißen, noch zu einer zielgerichteten Aktion fähig zu sein.

Und zu viel Metall im Holz. . .

. . . heißt, daß die freie Entfaltung der Holzenergie eingeengt wird, daß der Aspekt der Beherrschung und Kontrolle im Leben dominiert. Häufig ist dieser Mechanismus Ausdruck einer tiefen Unsicherheit, man hat Angst, die Kontrolle über sich selbst zu verlieren, und engt sich – oder besser igelt sich – deshalb zu stark ein. Die Ordnungsparameter werden übermächtig. Phantasie, Entfaltung, Spontaneität werden ihnen untergeordnet. Nur so ist dieser Mensch in der Lage, in seiner

Umwelt zu agieren. Es kommt zu emotionalen Blockaden und zu einer Stagnation der Wandlung im Leben dieses Menschen. Es geht nicht mehr weiter. Dieses übermäßige Metall können Dogmen jeder Art sein oder sich selbst (oder von der Familie) auferlegte Lebensprinzipien. In der Folge kommt es dann häufig auf der körperlichen Ebene zu spastischen Erscheinungen – Migräne, Gefäßspasmen, Muskelverspannungen. Oder es kommt zu Wadenkrämpfen, die einem überdeutlich zeigen, daß man stehenbleiben soll, wobei aber die Muskeln und Sehnen auf das härteste angespannt sind.

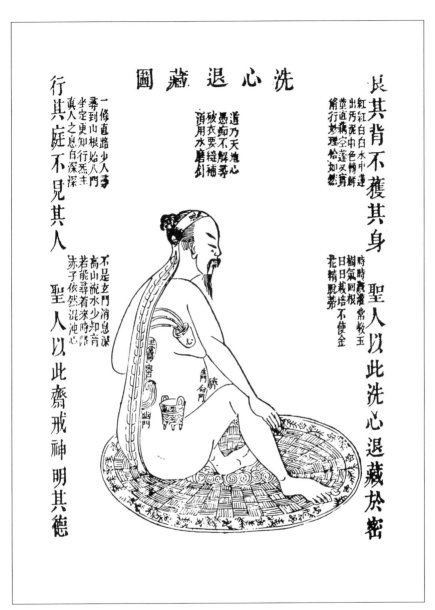

Die Prinzipien der daoistischen Anatomie und Physiologie: ein Adept der inneren Alchemie (Nei Dan) in Meditationshaltung

5. Störungen des Funktionskreises Leber

Krankheitssyndrome und Heilpflanzen

Anmerkung:

Bei der Auswahl und Katalogisierung der westlichen Heilpflanzen und deren Einordnung in das System der TCM bin ich folgendermaßen vorgegangen:

- *Feststellung von Temperaturverhalten, Geschmack und Wirkrichtung mittels eigener Erfahrung und alter europäischer Quellen (Galenus, Dioskurides, Fuchs, v. Bingen etc.)*
- *Zusammenstellung der gebräuchlichen Indikationen anhand der oben genannten und modernen Quellen*

*Hieraus resultiert ein **Bild** der Gesamtwirkung der Heilpflanze sowie der daraus sich ergebende therapeutische Einsatz bei bestimmten Krankheits-**Bildern**. Die Einteilung in Krankheitssyndrome läßt – gerade angesichts der bisher gemachten Ausführungen über die Wandlungsphase Holz – an Differenziertheit viel zu wünschen übrig. Beim augenblicklichen Stand muß man sich jedoch damit zufrieden geben. Eine der chinesischen Pharmakologie ähnlich differenzierte Aufschlüsselung der Anwendungsmöglichkeiten westlicher Drogen muß leider der Zukunft und der Empirie vieler Therapeuten vorbehalten bleiben.*

5.1 Stauung des Leber-Qi

(Gan Qi Yu Jie)

Stauungen. **Eindruck** ohne **Ausdruck** gleich Druck.

Aus dieser sehr treffenden Formulierung kann man die beiden Mechanismen erklären, die zu dem Krankheitssyndrom Leber-Qi-Stau führen können.

Es ist zum einen ein mangelndes Ich-Gefühl, eine unzureichende Basis der eigenen Persönlichkeit. Man ist sich seiner selbst nicht sicher, versucht, mehr aus sich selber zu machen. Diese Unsicherheit führt zu vermehrtem Streben nach Selbstbestätigung, Erfolgserlebnissen. Nicht nur Streben, sondern Verlangen und immer ein „*Mehr*" erzwingen zu wollen – es herrscht das Gefühl vor, nie mit sich selber zufrieden zu sein.

Eine solche Grundhaltung ist Ausdruck einer Erschöpfung der Nierenenergie: verstärkter **Eindruck.** Aus der Leere der im Zyklus vorangehenden Wandlungsphase heraus mehr aus sich (= Niere, Basis, Ich-Gefühl) machen zu wollen.

Dazu kommt der andere Aspekt: kein **Ausdruck.**

Die Wandlungsphase Holz prägt die Rolle des Individuums in der Gesellschaft. Es ist das Heraustreten aus dem Leben eines Einzelwesens (Wasser). Der Mensch als *Soon politikon* (gesellschaftliches Wesen) erschließt seine Umwelt, zunächst mit den Augen, dann durch das Aufnehmen von Reizen und Eindrücken und dann durch das Reagieren. Dieses **Reagieren** mündet in die Aktivität, die Wandlungsphase **Feuer.**

Die Prägung der Wandlungsphase Holz erhält der Mensch durch seinen Stellenwert in der Gesellschaft und in der Umwelt. Dieser Daseinszustand, den Paracelsus als das *Ens astrorum* bezeichnet, wird wiederum geprägt und hat seine Rückwirkung durch seine Weiterentwicklung, das *Ens dei*. Der Mensch als das göttliche Wesen ist so imstande, seine eigene Seele und Persönlichkeit in der **Kommunikation** mit anderen zu entwickeln.

So sieht man die enge Verbindung, die zwischen dem Gefühl der **eigenen Identität** und der **Möglichkeit zur Kommunikation** besteht. Es ist eine dialektische Beziehung, es ist die Charakteristik der Beziehung zwischen **Yin und Yang, Shen und Jing, Feuer und Wasser, Herz und Niere.** Das Holz ist die **Verbindung,** der Übergang zwischen beiden Aspekten. Der **Eindruck** weist in Richtung eigene Position, Ich-Gefühl. Der **Ausdruck** weist in Richtung Kommunikation, Öffnung, die Umwelt.

Starke Wünsche, Ambitionen, Ideen entstehen im Menschen. Er will mehr aus sich machen. Gleichzeitig ist er aber unsicher, hat eine schwankende Basis, er ist leicht *„umzuwerfen".*

Es besteht eine Verletzlichkeit, es ist aber eine Verletzlichkeit **zunächst** nicht der seelischen, sondern der körperlichen Integrität. Ein tiefes Gefühl der Unsicherheit, es reagiert der Körper, dann mit ihm die Seele. Erröten, Schamgefühle, Stottern (siehe Leber-Yang, siehe später auch die *Wandlungsphase Feuer*).

Struktur-Gebundenheit

Das Gefühl des **Eingebundenseins** auch schon als physiologischer Mechanismus führt zur Einengung der eigenen Intentionen und Ambitionen. Sitten und Gebräuche, Religionen geben ein Gefühl der Geborgenheit. Es ist leicht, sich anhand eines solchen Systems im Leben, in der Gesellschaft zu orientieren. Es entstehen dann aber auch Dogmen und Schemata. **Regelmäßigkeit** gibt auch Sicherheit, eine Sicherheit, die einen vielleicht in einen goldenen Käfig einsperrt. Oder – wie in

China – die *„eiserne Reisschüssel"*: gut versorgt, ja umhegt sein in einer **kollektiven** Gemeinschaft auf Kosten der **persönlichen** Freiheit und Individualität.

So ist Dogmatismus auch Ausdruck einer Nieren-Schwäche: sich festhalten müssen und existentielle Angst vor dem Loslassen haben. Man könnte ja die **Kontrolle** über sich selber, den Boden unter den Füßen verlieren.

Wenn nun diese Dogmen, die Lebensgewohnheiten, die Sitten und Gebräuche, das, *„was man machen muß"*, die an sich selbst gestellten Anforderungen zu übermächtig werden, wird man eingeengt. Man kann sich **nicht mehr entfalten.** Es entstehen überall **Blockaden** im Körper: in der Artikulation, in der Harmonie der Muskelbewegung, in der Bewegung des Blutes. . .

Leitsymptome:

Druck unter Rippenbogen, Enge- und Völlegefühl, Blähungen, bitterer Mundgeschmack, Menstruationsunregelmäßigkeiten, prämenstruelles Syndrom, Schwindelanfälle, *„Yuppie"*-Syndrom, Seufzen, Frustration, Depressionen

Puls: gespannt, Zungenbelag weiß und schlüpfrig

Therapieprinzip: Stauungen lösen, harmonisieren

Temperaturverhalten und Geschmack der Heilmittel: bitter, süß-kalt

Nahrungsmittel: direkt auf die Leber wirkend: Leber von Rind und Huhn, Schwarzer Sesam, Sellerie, Muscheln, Pflaume.

In Maßen, da erwärmend und reizend, das Qi bewegend und somit im Übermaß (Gelüste!) die Leber schädigend: Gewürze wie Basilikum, Pfeffer, Dillsamen, Lorbeerblätter, Kohl, Pfeffer, Knoblauch, Kohlrabi, Majoran.

Vermeiden: erhitzende und scharfe Gewürze wie Basilikum, Pfeffer, Dillsamen, Kokosmilch, Ingwer, Rosmarin, Alkohol, Kaffee, rotes Fleisch, Zucker, Süßigkeiten, Drogen, chemische Stoffe, Safran.

✳✳✳

Rheum palmatum, Rheum officinale
Rhabarber
Pflanzenteil: Wurzel
Temperaturverhalten: kalt
Geschmack: bitter
Wirkrichtung: nach unten

Wirkung: reizend, purgierend oder stärkend, adstringierend, tonisierend, purgativ, schleim- und säuremindernd
Indikationen: Verschleimungen, Verstopfungen, Verstopfung, Magen-, Leber- und Milzschwäche, Hypochondrie, Schwächezustände, Brechdurchfälle, Appetitstörungen
– in niedriger Dosierung (0,1-0,5g) als Tonikum, in höherer Dosierung als Laxans!

***

Citrus decumana
Pampelmuse
Pflanzenteil: Frucht
Temperaturverhalten: kalt
Geschmack: scharf-bitter, sauer
Wirkung: laxierend, spasmolytisch
Syndrom: Hitze und Nässe bedrängen die Milz, fehlender Ausgleich zwischen Leber und Milz, Stauung des Leber-Qi
Indikationen: Verstopfung, Ekelgefühle, Epilepsie, Krämpfe

***

Olea europea
Olivenbaum
Pflanzenteil: Blätter
Temperaturverhalten: kühlend
Geschmack: süß
Wirkrichtung: nach unten
Wirkung: blutdrucksenkend, adstringierend, fiebersenkend, vasodilatorisch, laxierend, choleretisch, tonisierend, erweichend, etwas diaphoretisch
Syndrom: Leber-Qi-Stau
Indikationen: Hypertonie, Gallenblasenleiden (auch Steine), Gastritis, Verstopfung, magenreizend

***

Leonurus cardiaca
Herzgespann
Pflanzenteil: Kraut
Temperaturverhalten: kalt
Geschmack: etwas scharf, bitter
Wirkung: durchblutungsfördernd, herzstärkend, beruhigend

Syndrom: Leber-Qi-Stau, Herz, Nieren-Yang-Schwäche
Indikationen: Herzschwäche, Herzklopfen, Krämpfe, Lähmungen, Sterilität, Blutungen, Halsentzündungen, Fieber, Ödeme, Nierenentzündungen, kalte Feuchtigkeit, Fallsucht

***

Scutellaria laterifolia
Helmkraut, Fieberkraut
Pflanzenteil: Kraut
Temperaturverhalten: kalt
Geschmack: bitter, adstringierend
Wirkrichtung: nach unten
Wirkung: beruhigend, stabilisierend
Syndrom: Leber-Qi-Stau
Indikationen: Palpitationen, Anspannung, Atemnot, Engegefühle, Nachtschweiß, Dysmenorrhoe, Schlaflosigkeit

***

Matricaria chamomillae
Echte Kamille, Magdeblume, Deutsche Kamille
Pflanzenteil: Blüten
Temperaturverhalten: kalt/warm
Geschmack: bitter
Wirkung: sedierend, spasmolytisch, karminativ, entzündungshemmend, nervenstärkend
Syndrom: Leber-Qi-Stau, Transportfunktion der Milz
Indikationen: Schlaflosigkeit, nervöse Verdauung, Schluckauf, Spasmen, Unruhe, Geschwüre, Menstruationskrämpfe, nervöse Kopfschmerzen, Gelbsucht, Leberkrankheiten, Blasenschmerzen, Mundfäule, Verstopfungen jeder Art, leicht irritierbar, kann Trost nicht ertragen

***

Agrimonia eupatoria
Odermennig, Leberkleten, Bruchwurz
Pflanzenteil: Kraut
Temperaturverhalten: kalt
Geschmack: bitter-salzig, adstringierend

Wirkung: Blut zusammenziehend, stärkend, zerteilend, adstringierend, choletisch, entzündungshemmend, diuretisch
Syndrom: Qi-Stau der Leber, Blut-Leere erzeugt Wind
Indikationen: Hitze des Xue, stärkt Milz und Magen , Kopfschmerzen, Leber- und Gallenleiden, Magen- und Darmkatarrhe, Blasenschwäche

***

Pneumus boldus Molina
Boldo
Pflanzenteil: Blätter
Temperaturverhalten: mittel
Geschmack: bitter
Wirkung: choleretisch
Wirkrichtung: nach unten
Syndrom: Leber-Qi-Stau, Nässe-Hitze in der Blase
Indikationen: Übelkeit, Erbrechen, Schwellung des Abdomens, Ruhelosigkeit, Schlaflosigkeit, Bluthochdruck, Blaseninfekte, Cholezystopathien, Cholelithiasis, Hepatopathien, Gonorrhoe, Syphilis, Prostatitis, Gicht, Rheumatismus
In größeren Gaben emetisch

***

Rezept
Agrimoniae herba   60,0
Calmami rhizoma   25,0
Liquiritiae radix   10,0
Rhei radix   5,0
Baunscheidtieren (Hautreizmethode) oder Schröpfen unter dem Rippenbogen

***

Punkte:
Leber 14, 13, 3
Gallenblase 34, 41
Milz 4, 6, 8
Pericard 6
                              ***

Leber-Yang steigt nach oben
(Gan Yang Shang Kang)

oder auch: freie Fahrt für freie Bürger

Ursache:

Hier kommt die physiologische Hemmung der Holzenergie auch durch die bereits erwähnten Mechanismen (Selbstschutz, Sitten, gesellschaftlicher Rahmen) nicht zustande.

Die von ihrer Natur her expansive und explosive Holz-Energie der Leber wird nicht mehr im Zaum gehalten: **Verausgabung.**

Keine Rücksicht auf das eigene Ich.

Das eigene Leben wird nicht geplant. Die Lebensenergie wird perspektivlos „verschleudert", der Lebensinhalt besteht aus der Bewegung an sich. Nur nach außen gehen, nur aus sich selbst heraus agieren. Den eigenen Wert, auch seinen Stellenwert in der Umwelt mißachtend. Verändern ohne Rücksicht auf sich selbst und auf andere. Die Grenzen der individuellen Entfaltung werden weit geöffnet. Rauschgiftkonsum oder jegliche Exzessivität ist eine Spielart dieser Lebenseinstellung. „Bewußtseinserweiterung" mit Drogen, wie sie früher teilweise ernsthaft propagiert wurde, ist nichts anderes als diese extreme Entfaltung der ganz individuellen Holz-Energie. **Mehr** aus sich selber machen, **mehr** erleben, **mehr** können, mehr erreichen. . .

Enthemmung

So versagen dann auch die Schutzmechanismen des Menschen. Das Shen ist gefährdet, wird ungeschützt der Außenwelt präsentiert. Man ist jederzeit angreifbar, die Ambitionen liegen offen, für jedermann sichtbar wie auf dem Präsentierteller. Ein Choleriker, der in seinen Wutanfällen geradezu lächerlich wirkt und „sein Gesicht verliert". Die schon vorhandene Schwäche des Ich, der Nierenenergie potenziert sich.

Unter Alkoholeinfluß und seinen Folgen (Filmriß) zeigt sich diese entfesselte, enthemmte Leber-Energie ganz besonders.

Fehlende Kontrolle

Limitierende Aspekte des Lebens und der individuellen Entfaltung werden ignoriert. Moral und Sitten stehen der eigenen Entfaltung nur im Wege. Traditionen werden über den Haufen geschmissen. Die Kreativität als Holz-Aspekt wird ins Uferlose getrieben und pervertiert.

Es ist der Revolutionär, der am liebsten alles über Bord schmeißen will.

Leitsymptome:

Kopfschmerz, Schwindel, Augenflimmern und Ohrensausen, Hitzesymptomatik, brennende Augen, Schlaflosigkeit, Reizbarkeit, Schwindel, Mundtrockenheit, Taubheitsgefühle in den Extremitäten

Zunge: rote Zunge mit wenig Belag

Puls: gespannt, schnell

Therapieprinzip: Kühlung, Absenkung

Temperaturverhalten und Geschmack der Heilmittel: bitter, sauer-kalt

Nahrungsmittel: die Leber kühlend: Sellerie, Salat, Wasserkresse, Seetang, Tomaten, Birnen, Kiwi, saure Milchprodukte, Essig, Rhabarber.

Absenkend: Äpfel, Birnen, Buchweizen, Gurken, Mangold, Spinat, Oliven, Sojabohnen, Tomaten, Weizen, Weizenkleie, Safran.

***

Mentha piperita
Pfefferminze
Pflanzenteil: Blätter
Temperaturverhalten: kalt, trocken
Geschmack: scharf
Wirkrichtung: nach unten
Wirkung: reinigend, zerteilend, kühlend, spasmolytisch, reizend, karminativ
Syndrom: Nässe-Hitze in Milz und Magen, Wind-Hitze-Erkrankungen, Nässe-Hitze in Leber und Gallenblase
Indikationen: stoppt Muttermilch, Blutauswurf, Brechreiz; reizt zum Liebesgenuß; Blähungen, Diarrhoe, periodische Fieber, Schweißlosigkeit, Kopfschmerzen, blutunterlaufene Augen, Schnupfen, Würmer

***

Coriandrum sativum
Koriander, der Schwindel
Pflanzenteil: Früchte
Temperaturverhalten: kalt
Geschmack: scharf-bitter
Wirkung: zerteilend, austreibend, beruhigend, diuretisch, karminativ, reizend
Syndrom: Leber-Yang steigt nach oben, Nässe und Hitze in Milz und Magen

Indikationen: Schweißlosigkeit, Entzündungen, kriechende Geschwüre, Unfruchtbarkeit des Mannes, Gelbsucht, Magenschwäche, Verstopfung, Durchfälle, Kopfschmerzen, Zahnschmerzen

***

Asperula odorata
Echter Waldmeister, Maiblume
Pflanzenteil: Kraut
Temperaturverhalten: kalt
Geschmack: bitter
Wirkrichtung: nach unten
Wirkung: krampflösend, beruhigend
Syndrom: Herz-Feuer ist zu stark. Leber-Yang steigt nach oben
Indikationen: Bauchschmerzen, Schlafstörungen, Venenerkrankungen, Schlaflosigkeit, Kopfschmerzen, Unruhe, Aggressivität, Nervosität

***

Taraxacum officinale
Gemeiner Löwenzahn
Pflanzenteil: Kraut, Wurzel
Temperaturverhalten: kalt-trocken
Geschmack: bitter
Wirkung: cholagog, tonisierend, diuretisch, blutreinigend, auflösend, etwas reizend, laxierend
Syndrom: Leber-Yang steigt nach oben, Hitze und Nässe bedrängen die Milz
Indikationen: Gallenschwäche, Anfangsstadien der Leberzirrhose, Ödeme, Gallensteine, Hepatitis, Rheuma, Gicht, Gelbsucht, Augenentzündungen
Nicht bei Gallenkoliken!

***

Lavandula officinalis
Echter Lavendel, Lavander, Lavender, Kleiner Speik
Pflanzenteil: Blüten
Temperaturverhalten: kalt
Geschmack: bitter
Wirkrichtung: nach unten
Wirkung: sedierend, spasmolytisch, analgetisch, antiseptisch, entzündungswidrig

Syndrom: Leber-Yang steigt nach oben, Herz-Hitze-Schleim
Indikationen: Schlaflosigkeit, nervöse Verdauungbeschwerdeen, DBS (Vasodilatation), Kopfschmerzen, Zystitis, Entzündungen
Nicht bei Qi-Leere-Kopfschmerz

***

Melilotus officinale
Edler Steinklee, Honigklee, Siebengezeit, Meliloten, Bärenklee, Seelotenklee
Pflanzenteil: Kraut
Temperaturverhalten: kalt
Geschmack: bitter
Wirkrichtung: nach unten
Wirkung: antikoagulierend, sedierend, spasmolytisch, blutdrucksenkend
Syndrom: Leber-Yang steigt nach oben, Pericard-Schwäche, zu starkes Herz-Feuer, Nieren-Yin-Schwäche
Indikationen: DBS, Nervenschwäche, Krämpfe, Schlaflosigkeit, nervöser Tic, Asthma, Augenentzündungen, Angina pectoris, Hypertonus, Kopfschmerzen, Melancholie (jeder lacht über mich. . .)

***

Melissa officinalis
Melisse
Pflanzenteil: Blätter
Temperaturverhalten: kühl-trocken
Geschmack: bitter-scharf
Wirkrichtung: zerteilend, nach unten
Wirkung: zerteilend, reinigend, sedierend
Syndrom: Leber-Yang steigt nach oben, Magen-Hitze
Indikationen: Traurigkeit und Schwermut, Sehschwäche, Magen- und Bauchschmerzen, Menstruationstörungen, nervöse Magenbeschwerden, Roemheld-Syndrom

***

121

Rezepturen:
Einzeldrogen, ätherische Öle

Punkte:
Leber 3, 2
Blase 18, 23
Niere 3
Gallenblase 20
Du 20

5.2 Das Leber-Feuer flammt aufwärts

(Gan Huo Shang Yan)

Ursache:

Als Folge eines Leber-Qi-Staus kommt es zu ausgeprägter Hitze-Symptomatik. Das Leber-Feuer flammt auf, bisher war es noch verborgen. Explodierender Druck führt zum Steppenbrand.

Leber-Feuer steigt nach oben, schädigt die Lunge

Der Druck der Holzenergie hat sich potenziert. Holz-Druck bedeutet vor allem Druck nach oben, obgleich es bei einem blockierten Leber-Qi zu Blockaden im gesamten Organismus kommen kann. (Durch die Funktion der Lunge wiederum wird die Verteilung des Qi im Organismus gewährleistet.) Der Druck, das gehemmte Aufsteigen der Holz-Energie, führt zunächst zu Symptomen wie häufigem Seufzen und Stöhnen. Es kommt weiterhin zu einer Schädigung der Milz im mittleren Erwärmer, im Oberbauch. Die Verarbeitungskapazitäten sind durch Dauerstreß erheblich beeinträchtigt (siehe: NÄSSE UND HITZE IN LEBER UND GALLENBLASE). Nun will man sich Luft verschaffen, will Platz haben im Thorax. Der Druck soll zerteilt werden, und hierfür hat der Mensch verschiedene Möglichkeiten: Rauchen, Brüllen, lautes Sprechen, Stöhnen, Hüsteln und schließlich der Reizhusten.

Die aufnehmende Funktion der Lunge (Yin), durch die himmlisches Qi in den Körper gelangt, wird gestört. Die Bewegung geht ausschließlich nach oben und außen, die Lunge kann nicht verteilen und nach unten leiten.

Leber-Feuer zerstört

Das Leber-Feuer kann kreativ sein, es belebt und bewegt den Organismus. Es ist der Wandlungs-Aspekt in Mikro- und Makrokosmos. Aber so wie die Pflanze

Felsen zerstören kann in ihrem Wachstum, so kann auch im Menschen das Holz seine unbändige, rücksichtslose und zerstörerische Kraft entfalten. Sie ist dabei auch selbstzerstörerisch, wenn man sich die fatale Wirkung des Alkohols und anderer Rauschmittel vor Augen hält. Sie ist explosiv, verbrennend, substanziell schädigend.

Das aufsteigende Leber-Feuer beeinträchtigt die Lungenfunktion. Die Hitze schädigt die struktiven Energien der Lunge, das Lungen-Yin, und es kann zu Blutungen aus den Luftwegen kommen. Aber auch in anderen Ebenen des Funktionskreises Lunge kann sich nun diese Leber-Hitze manifestieren: an der Haut als Akne oder rote (hitzige) Ekzeme, als Nasenbluten oder als seborrhoischer Haarausfall.

Leitsymptome:

Durch Leber-Qi-Stau kommt es zu ausgeprägter Hitze-Symptomatik, Blut im Schleim, Bluterbrechen, Nasenbluten, Akne, Bluthusten, seborrhoischem Haarausfall.

Zunge: rot mit gelbem Belag

Puls: gespannt und schnell

Therapieprinzip: Kühlung und Beruhigung

Temperaturverhalten und Geschmack der Heilpflanzen: bitter, sauer-kalt

***

Chicorium intybus
Wegwarte
Pflanzenteil: Wurzel, Kraut
Temperaturverhalten: kalt
Wirkung: cholagog, blutreinigend, diuretisch
Syndrom: Leber-Feuer steigt aufwärts, wenn Feuer den Magen angreift, Leber-Hitze, Magen-Schwäche, Hitze und Feuchtigkeit
Indikationen: Verstopfungsneigung, Frühjahrskuren
Frühjahrskur: Suppe aus Artischocke, Chicoreeblättern, Löwenzahn

***

Borago officinalis
Borretsch
Pflanzenteil: Kraut
Temperaturverhalten: kalt
Geschmack: süß
Wirkung: diuretisch, diaphoretisch, stimmungsanregend, blutreinigend, anfeuchtend, expectorierend
Syndrom: Leber-Feuer steigt nach oben, Herz-Yin-Schwäche, Wind-Hitze, Lungen-Yin-Schwäche
Indikationen: Husten, Halserkrankungen, klimakterische Depressionen, Mutlosigkeit, nervöse Herzbeschwerden, Atemwegsinfekte, Augenentzündungen, Rheumatismus
Cave: Lebertoxizität wegen hohen Gehalts an Pyrrholizidinalkaloiden!

***

Capsella bursa pastoris
Gemeines Hirtentäschel, Säckelkraut, Täschelkraut, Gänsekresse, Taschenknieper, Herzelkraut, Blutkraut, Beutelschneiderkraut, Bauernsenf
Pflanzenteil: Kraut
Temperaturverhalten: warm oder kalt
Geschmack: süß, etwas scharf
Wirkrichtung: nach unten, das Xue haltend
Wirkung: blutstillend, adstringierend, choleretisch, eröffnend, abortiv
Syndrom: Leber-Feuer flammt aufwärts, Schleim-Blockierungen, Leber-Xue-Schwäche, Milz beherrscht das Blut nicht
Indikationen: Blutungen, Diarrhoe, Dysenterie, milchig-trüber Urin, Nierensand, Myome, Ischias (Klystier), Arteriosklerose, Diabetes, Gelenkrheumatismus, Lungenblutungen, nervöse Darmspasmen, Magenschmerzen, Hyperazidität, Hypertonus, harmonisiert RR, Gebärmutterblutungen

***

Arctium lappa
Große Klette
Pflanzenteil: Wurzel
Temperaturverhalten: neutral-kalt
Geschmack: scharf-bitter, adstringierend, trocknend
Wirkrichtung: schwebend
Wirkung: Hitze-Wind nach außen ableitend, Stasen zerstreuend, diuretisch

Syndrom: Leber-Feuer flammt aufwärts, Leber-Yang steigt nach oben, Hitze-Wind in Leber und Lunge

Indikationen: Rötung des Halses, Erkältungskrankheiten, Masern, Ohrensausen, Schwerhörigkeit, Mastdarmvorfall, Hämorrhoiden, Husten, Geschwüre und Schwellungen, Schmerzen nach Beinbrüchen, Quetschungen, Steinleiden, Darmkoliken, Magengeschwüre, Bluthusten, Lungengeschwüre, Ekzeme und Flechten, Leber- und Gallenstörungen, unterdrückte Miasmen (Psora, Sykosis, Syph.), Hitze- und Kälteschauer, Hitze im Vordergrund, rheumatische Erkrankungen, Gicht

***

Rezepturen:
Frühjahrskuren mit Wegwarte; Kur mit Bardanae Radix (Klettenwurzel)

***

Punkte
Leber 2, 3, 8, 14
Gallenblase 20, Gallenblase 34
Herz 7
Ren Mai 17
Blase 2
Du Mai 20
Lunge 5
Blase 18, 19

5.3 Nässe und Hitze in Leber und Gallenblase

(Gan Dan Shi Re)

Der Prozeß der Blockierung der Leber-Energie ist bei diesem Krankheitssyndrom noch weiter fortgeschritten.

Leber-Qi-Stau und gleichzeitige Milz-Qi-Schwäche (s. o.) führen zur Ansammlung von Hitze (Leber-Qi-Stau entwickelt Hitze) und Nässe (Milz-Qi-Schwäche begünstigt das Entstehen von angesammelter Feuchtigkeit). Angestaute Emotionen stören die Verarbeitungskapazitäten des Menschen.

Alkohol

Alkohol führt zu Feuchtigkeit und Schleim-Ansammlungen. Wenn man eine Vorstellung des Begriffs „ Schleim" in der TCM bekommen möchte, so sollte man sich einfach jemanden genauer ansehen, der nicht mehr so ganz nüchtern ist. Er schwankt und kann sich nicht mehr gerade auf den Beinen halten, redet viel, spricht verwaschen, „bekommt nichts mehr mit", ist nicht mehr reaktionsfähig, kapiert nichts. Übelkeit. Schließlich die zumindest körperliche Eliminierung der angesammelten Flüssigkeiten durch Erbrechen.

Ernährung

Die aus gutgemeinten Gründen bei uns kritiklos übermäßig gegessene Rohkost führt zu einer zusätzlichen Überlastung des Magen-Darm-Traktes. Oder auch Diätfehler im Sinne von Exzessen oder durch äußere Störungen. Die Milz ist vorgeschädigt durch Leber-Qi-Stau, deswegen besonders leicht affizierbar für äußere und innere Störungen.

Leitsymptome:

Druckgefühl unter Rippenbogen, Aufstoßen, bitterer Mundgeschmack, *Gelbsucht,* wenig roter Urin, gelblicher Ausfluß, angeschwollene gerötete Hoden, Frösteln und Fieber

Zunge: gelber klebriger Zungenbelag

Puls: gespannt und schnell

Therapieprinzip: kühlen, die Ausscheidung und den Stoffwechsel fördern

Temperaturverhalten und Geschmack der Heilmittel: bitter-kalt, scharf

***

Mentha piperita
Pfefferminze
Pflanzenteil: Blätter
Temperaturverhalten: kalt, trocken
Geschmack: scharf
Wirkrichtung: nach unten
Wirkung: reinigend, zerteilend, kühlend, spasmolytisch, reizend, karminativ
Syndrom: Nässe-Hitze in Milz und Magen , Wind-Hitze-Erkrankungen, Nässe-Hitze in Leber und Gallenblase

Indikationen: stoppt Muttermilch, Blutauswurf, Brechreiz; reizt zum Liebesgenuß, Blähungen, Diarrhoe, periodische Fieber, Schweißlosigkeit, Kopfschmerzen, blutunterlaufene Augen, Schnupfen, Würmer

***

Cynara scolymus
Artischocke
Pflanzenteil: Wurzel, Blätter
Temperaturverhalten: kalt, trocken
Geschmack: bitter
Wirkrichtung: nach unten
Wirkung: cholagog, appetitanregend, laxativ, reinigend, diuretisch, antidiabetisch
Syndrom: Leber-Qi-Stau, Feuchtigkeit und Hitze im mittleren Erwärmer, Yin und Xue nährend
Indikationen: Leberschwäche, Cholezystopathie, Ikterus, chronische Albuminurie, stinkender Harn, postoperative und toxische Anurie, Arteriosklerose, Hautkrankheiten, Diabetes, Aphrodisiakum

***

Citrus aurantium
Pomeranze, Bagarade, Bittere Orange
Pflanzenteil: Fruchtschale
Temperaturverhalten: kalt
Geschmack: bitter-scharf
Wirkrichtung: nach unten
Wirkung: zerteilend, adstringierend, spasmolytisch, sedativ
Syndrom: Hitze-Schleim, Feuchtigkeit im mittleren Erwärmer, Xue kühlend, Transportfunktion der Milz, Leber, Magen, Herz tonisierend, bewegt das Qi, Hitze-Feuchtigkeit im mittleren Erwärmer
Indikationen: Erbrechen, Völlegefühle, Krämpfe, Obstipation, Asthma, Ödeme, Allergien, Hypotonie, Analprolaps, Venenerkrankungen

***

Calendula officinalis
Ringelblume, Totenblume
Pflanzenteil: Blüte

Temperaturverhalten: neutral, trocken
Geschmack: scharf, etwas bitter
Wirkrichtung: nach unten
Wirkung: emenagog, entzündungswidrig, schweißtreibend, antidyspeptisch
Syndrom: Milz beherrscht das Blut nicht, Feuchtigkeit und Hitze im mittleren und unteren Erwärmer
Indikationen: Menstruationskrämpfe, Menstruationsunregelmäßigkeiten, Schmerzen, gynäkologische Probleme, Diarrhoe, Mundentzündungen

***

Taraxacum officinale
Gemeiner Löwenzahn, Kuhblume
Pflanzenteil: Kraut, Wurzel
Temperaturverhalten: kalt-trocken
Geschmack: bitter
Wirkung: cholagog, tonisierend, diuretisch, blutreinigend, auflösend, etwas reizend, laxierend
Syndrom: Nässe und Hitze in Leber und Gallenblase, Leber-Yang steigt nach oben, Hitze und Nässe bedrängen die Milz
Indikationen: Gallenschwäche, Anfangsstadien der Lebercirrhose, Ödeme, Gallensteine, Hepatitis, Rheuma, Gicht, Gelbsucht, Augenentzündungen
Nicht bei Gallenkoliken!

***

Cnicus benedictus
Kardobenedikte, Benediktenkraut
Pflanzenteil: Früchte
Temperaturverhalten: kalt
Geschmack: bitter
Wirkrichtung: nach unten
Syndrom: Nässe-Hitze in Leber und Gallenblase
Wirkung: fiebersenkend, diuretisch, antiseptisch, antidyspeptisch, adstringierend, stärkend, auflösend, trocknend
Syndrom: Nässe und Hitze in Leber und Gallenblase, Leber-Yang steigt nach oben, Feuchtigkeit
Indikationen: Magenschwäche, Gelbsucht, andere Verstopfungen, kalte Fieber

***

Rezept:

Calendulae flos	60,0
Menthae piperitae folium	30,0
Liquiritae radix	10,0

Punkte:
Leber 14, 2
Gallenblase 24, 34
Du Mai 9, 14

5.4 Leber-Wind bewegt sich im Inneren

(Gan Feng Nei Dong)

Aus einer ausgeprägten Hitze-Symptomatik heraus, wie wir sie beim Syndrom *Leber-Feuer flammt aufwärts* kennengelernt haben oder auch bei einer äußeren Störung, einer Glut-Heteropathie, kommt es zu akuten lebensbedrohlichen Erkrankungen wie Meningitis und Polyneuritis. Oder eine chronische Schädigung der Leber-Energie führt zu einer Erschöpfung der Ressourcen mit Yin-Schwäche und einer Schädigung des Leber-Xue. Die aktiven Energien des Menschen besitzen folglich keine struktive Basis, keinen haltenden Gegenpol: Es entsteht WIND, die Speerspitze vieler Krankheiten (s. o.). Innerer Wind (Nei Feng) aus einer Schwäche des Leber-Yin resultierend oder äußerer Wind (Wai Feng), entstehend aus einem unausgewogenen Verhältnis zwischen der Körperkraft *Zheng* und einer äußeren Störung *Xie*.

5.4.1 Das Yang der Leber entwickelt Wind

Leitsymptome:

Zuckende Kopfschmerzen, Schwindel, Parästhesien, Apoplex mit Hemiparese, Tremor, Augenflimmern

Zunge: Zungenkörper rot

Puls: gleitend

Therapieprinzip: die Leber und den Wind beruhigen

Temperaturverhalten und Geschmack der Heilmittel: sauer-kalt

***

Berberis vulgaris
Berberitze, Sauerdorn
Pflanzenteil: Früchte
Temperaturverhalten: kalt
Geschmack: sauer
Wirkrichtung: adstringierend, trocknend
Wirkung: cholagog, spasmolytisch
Syndrom: Leber-Wind bewegt sich im Inneren, Leber-Yin-Schwäche, Nieren-Yin-Schwäche
Indikationen: Durchblutungsstörungen, Obstipation, Varikosis, Erbrechen, Blähungen, Gallenkoliken, Melancholie, entzündeter Anus und Genitalien, trockene Zunge, blaue Ränder um die Augen, nachmittägliches Fieber, Schwindel, schmerzhafte Hämorrhoiden (= Leber-Feuer, Milz-Schwäche), bitterer Mundgeschmack

***

Arctium lappa
Große Klette
Pflanzenteil: Wurzel
Temperaturverhalten: neutral-kalt
Geschmack: scharf-bitter, adstringierend, trocknend
Wirkrichtung: schwebend
Wirkung: Hitze-Wind nach außen ableitend, Stasen zerstreuend, diuretisch
Syndrom: Leber-Yang steigt nach oben, Hitze-Wind in Leber und Lunge
Indikationen: Rötung des Halses, Erkältungskrankheiten, Masern, Ohrensausen, Schwerhörigkeit, Mastdarmvorfall, Hämorrhoiden, Husten, Geschwüre und Schwellungen, Schmerzen nach Beinbrüchen, Quetschungen, Steinleiden, Darmkoliken, Magengeschwüre, Bluthusten, Lungengeschwüre, Ekzeme und Flechten, Leber- und Gallenstörungen, unterdrückte Miasmen (Psora, Sykosis, Syph.), Hitze-und Kälteschauer, Hitze im Vordergrund, rheumatische Erkrankungen, Gicht

***

Rezept:
Tinkt. Berberidis fructus
D. s. : 3 x 40 Tr. , längerer Zeitraum

***

Punkte

Leber 1, 2, 3, 4
Gallenblase 20, 30, 31, 34, 39, 37
Herz 3, 5
Lunge 7
Du Mai 16, 14

5.4.2 Hitze erzeugt Wind

Leitsymptome:

Fieber, Meningismus, Krämpfe, Halluzinationen. Symptome eines Hitzschlages, von Fieberkrämpfen oder einer Meningitis/ Enzephalitis

Zunge: roter Zungenkörper

Puls: gespannter schneller Puls

Anmerkung: Es handelt sich bei diesem Krankheitsbild um eine akute, lebensbedrohliche Erkrankung, die die Nutzung aller Behandlungsmöglichkeiten – auch und vor allem der westlichen Medizin – erfordert.

Therapieprinzip: s. o.

Temperatur und Geschmack der Heilmittel: s. o.

5.4.3 Blut-Leere erzeugt Wind

Leitsymptome:

Schwindel, Augenflimmern, Sehstörungen, gelbes Gesicht, Parästhesien, Krämpfe, zusammengepreßte Zähne, Blässe

Puls: gespannter Puls

Zunge: heller Zungenkörper mit wenig Belag

Therapieprinzip: das Blut nähren, Wind stillen

Temperaturverhalten und Geschmack der Heilmittel: sauer-kalt

***

Ruta graveolens
Weinraute
Pflanzenteil: Blätter, Kraut
Temperaturverhalten: warm
Geschmack: scharf
Wirkrichtung: nach unten
Wirkung: reizend, erhitzend, krampfstillend, karminativ, diaphoretisch, emenagog
Syndrom: Yin- und Xue-Schwäche, Leber-Yang steigt nach oben, Blut-Leere erzeugt Wind, Herz-Xue-Schwäche
Indikationen: Blutandrang im Kopf, Benommenheit, Schwindel, Menstruationsstockungen, Amenorrhoe, Dysmenorrhoe, Anämie, Hämorrhoiden, Varizen, Sehschwäche mit Muskelermüdung, Überanstrengung, Epilepsie, Krämpfe
Cave: Abortgefahr, Reizerscheinungen, Phototoxizität

***

Sanguisorbia officinalis
Bibernelle, Pimpinelle
Pflanzenteil: Kraut
Temperaturverhalten: kalt
Geschmack: bitter, sauer
Wirkung: kühlend, adstringierend
Syndrom: Blut-Leere erzeugt Wind, Leber-Yin-Schwäche, Hitze-Nässe im Dickdarm
Indikationen: Ruhr, Krebs, Osteomyelitis, Blutungen, Hautverletzungen

***

Agrimonia eupatoria
Odermennig, Leberkleten, Bruchwurz
Pflanzenteil: Kraut
Temperaturverhalten: kalt
Geschmack: bitter-salzig, adstringierend
Wirkung: Blut zusammenziehend, stärkend, zerteilend, adstringierend, choleretisch, entzündungshemmend, diuretisch

Syndrom: Qi-Stau der Leber, Blut-Leere erzeugt Wind
Indikationen: Hitze des Xue, stärkt Milz und Magen , Kopfschmerzen, Leber-
und Gallenleiden, Magen- und Darmkatarrhe, Blasenschwäche

***

Brunella vulgaris
Brunelle, Braunelle
Pflanzenteil: Blüte, Kraut
Temperaturverhalten: kalt
Geschmack: scharf-bitter
Wirkung: zerstreuend, expectorierend
Syndrom: Leber-Feuer zu stark, Blut-Leere erzeugt Wind
Indikationen: Augenentzündungen, Schwindel, Kopfschmerzen, Knötchenbil-
dung an Ohr und Hals, Husten

***

Verbena officinalis L.
Eisenkraut
Pflanzenteil: Kraut
Temperaturverhalten: kalt-trocken
Geschmack: bitter
Wirkrichtung: nach unten
Wirkung: adstringierend, Xue belebend, diuretisch, galaktagog, schweißtrei-
bend, sedierend, spasmolytisch
Syndrom: Herz-Hitze-Schleim, Pericard-Schwäche, Herz-Xue-Schwäche,
Schleim-Blockaden, Leber
Indikationen: Ödeme, Entzündungen, Geschwüre, Fieber, Gelbsucht, Haaraus-
fall, Amenorrhoe, Dysmenorrhoe, Epilepsie, Hypertonus, Schwindel, Arterioskle-
rose, Schlaflosigkeit, Neuralgien, Verletzungen, Kopfschmerzen, trockener Hu-
sten, Bronchitis, Krämpfe, Blutarmut, Appetitlosigkeit, Milchlosigkeit

***

Capsella bursa pastoris
Gemeines Hirtentäschel
Pflanzenteil: Kraut
Temperaturverhalten: warm oder kalt
Geschmack: süß, etwas scharf
Wirkrichtung: nach unten, das Xue haltend

Wirkung: blutstillend, adstringierend, choleretisch, eröffnend, abortiv
Syndrom: Leber-Wind bewegt sich im Inneren, Schleim-Blockierungen, Leber-Xue-Schwäche, Milz beherrscht das Blut nicht
Indikationen: Blutungen, Diarrhoe, Dysenterie, milchig-trüber Urin, Nierensand, Myome, Ischias (Klystier), Arteriosklerose, Diabetes, Gelenkrheumatismus, Lungenblutungen, nervöse Darmspasmen, Magenschmerzen, Hyperazidität, Hypertonus, harmonisiert RR, Gebärmutterblutungen

***

Potentilla anserina
Gänsefingerkraut
Pflanzenteil: Kraut
Temperaturverhalten: eher kalt, trocken
Geschmack: adstringierend
Wirkung: stopfend, adstringierend, spasmolytisch
Syndrom: Wind bei Leber-Xue-Schwäche und Blutverlusten, Milz beherrscht das Blut nicht
Indikationen: Blutungen, Krämpfe, Diarrhoe, krampfhafte Herzbeklemmung, Ruhr, Blutflüsse, Ausfluß, Starrkrampf, tränende Augen, Frauenkrankheiten, Bauchfluß, Zahnschmerzen, Hüftschmerzen, die Glieder kräftigend

***

Rezept:
Ruta graveolens D1 dil, 3 x 20 Tr.

***

Punkte:
Blase 17
Leber 3
Milz 6

134

5.5 Kälte-Blockierung der Leber-Gefäße

(Han Zhi Gan Mai)

Ursachen:

Der Leber-Qi-Stau führt zur fehlenden Zirkulation des Qi in den Leitbahnen, vor allem der Leber-Leitbahn. Eine Kälte-Wind-Heteropathie kann sich im Körper, in der Leber-Leitbahn manifestieren.

Leitsymptome:

Schmerzhafte Blähungen, Schmerzen bis zu den Hoden, dick geschwollene Hoden

Zunge: feucht mit weißem Belag

Puls: tief, gespannt

Therapieprinzip: wärmen und zerstreuen

Wirkrichtung der Heilmittel: scharf-warm

***

Chelidonum majus
Schöllkraut
Pflanzenteil: Kraut
Temperaturverhalten: warm-trocken
Geschmack: scharf-bitter
Wirkrichtung: nach unten
Wirkung: cholagog, spasmolytisch, sedativ, diuretisch, laxierend, reizend, auflösend
Syndrom: Kälte-Nässe bedrängen die Milz, Kälte-Blockierung der Leber-Gefäße
Indikationen: Gelbsucht, Bläschenausschlag, Ödeme, Magen-Darmgeschwüre, Krebs, Zahnschmerzen, schmerzhafter Stuhlgang, Gallenkoliken

***

Crocus sativus
Echter Safran
Pflanzenteil: Narbenschenkel
Temperaturverhalten: warm-neutral
Geschmack: scharf-süß
Wirkung: adstringierend, blutstillend, diuretisch, spasmolytisch, reizend, erhitzend, betäubend, beruhigend, abortiv

Syndrom: Kälte-Blockaden
Indikationen: Blutgerinnsel beseitigend, Blutleere, Krämpfe, Nervenschwäche, Herzschwäche, Magenschwäche, Atemnot, Uterusschwäche, Depressionen, Verwirrtheit, Impotenz, Verhärtung der rechten Seite, Augenentzündungen, Schmerzzustände
Giftig, nicht in der Gravidität!

***

Allium sativum
Knoblauch, Knofl
Pflanzenteil: Zwiebel
Temperaturverhalten: warm-trocken
Geschmack: scharf
Wirkrichtung: nach unten
Wirkung: entgiftend, laxierend, zerteilend, tonisierend, abortiv, schleimlösend, karminativ
Syndrome: Magen, Dickdarm-Kälte, Milz-Qi-Schwäche
Indikationen: Durchfall, Geschwüre, Tbc, Atemwegserkrankungen, dickes Blut, Impotenz, Darmparasiten, Obstipation, Lähmungen, Zittern, Wehenschwäche

***

Ferula assa foetida
Stinkasant, Teufelsdreck, Teufelskoth
Pflanzenteil: Gummiharz
Temperaturverhalten: warm
Geschmack: scharf-bitter
Wirkrichtung: nach unten
Wirkung: sedativ, Darm desinfizierend, reizend, auflösend, spasmolytisch
Syndrom: Milz, Magen , Kälte-Blockierung der Leber-Gefässe, Kälte und Nässe bedrängen die Milz
Indikationen: periodische Fieber, Blähungen, Kälte in Leber und Galle, Magen und Niere, Geschwülste, Erschöpfungszustände
Nicht in der Gravidität und bei Entzündungen!

***

Curcuma xanthorrhiza
Gelbwurz, Temoe lawak, Javanische Gelbwurzel
Pflanzenteil: Wurzel

Temperaturverhalten: warm
Geschmack: scharf-bitter
Wirkrichtung: nach unten
Wirkung: appetitanregend, cholagog, sekretionsfördernd, reizend, erwärmend, stärkend
Syndrom: Milz-Qi-Schwäche, Kälte-Nässe bedrängen die Milz
Indikationen: Regelanomalien, Depressionen, Hypochondrie, Nervosität, innere Blutungen, Hämaturie, Gelbsucht, Appetitlosigkeit, Angina pectoris, Tobsuchts- und Krampfanfälle, Muskel- und Gelenkschmerzen im Schultergürtel, Subazidität, chronische Cholezystitis, Verstopfungen
Nicht in der Schwangerschaft!

***

Levisticum officinale
Liebstöckel
Pflanzenteil: Kraut, Wurzel
Temperaturverhalten: warm
Geschmack: scharf, trocknend, süß
Wirkung: diuretisch, schweißtreibend, reizend, stärkend
Syndrom: Milz-Qi-Schwäche, Kälte-Fülle, Schleim-Blockierungen, Kälte-Blokkierung der Lebergefäße, Nässe-Kälte bedrängen die Milz
Indikationen: Husten, Luftnot, geschwollene Halsdrüsen, Ödeme, Koliken, Magenschmerzen, Blähungen, Verstopfungen, Stauungen von Leber, Milz, Niere, Blase, zermalt den Stein, bei inneren Schleimhautproblemen, menstruationsfördernd, Hüftschmerzen

***

Rezept:
Chelidonii herba   50.0
Cinnamomi cortex   30.0
Zingiberis rhizoma 20.0

***

Punkte
Leber 2, 3, 5
Milz 6 – alle moxen!

5.6 Leber-Yin-Schwäche / Leber-Xue-Schwäche

(Gan Yin Xu/Gan Xue Xu)

Ursache:

Die Leber speichert das Blut, die Nieren das Yuan-Qi und die Essenz, das Jing-Qi. Beide, Blut und Qi, erzeugen sich gegenseitig, sind Yin und Yang. Eine Schwäche des Jing-Qi hat eine Leber-Yin-Schwäche zur Folge, eine Leber-Yin-Schwäche führt zur Erschöpfung des Jing-Qi.

Leber-Xue-Schwäche: chronische Erkrankungen und Ernährungsstörungen

Fehlernährung und Resorptionsstörungen bei Leber-Qi-Stau. Feuchtigkeitsansammlungen auch durch Alkohol sowie vermehrte Infekte und exzessives Leben führen zum Verbrauch des nachgeburtlichen Jing-Qi und vorzeitiger Verzehrung des Yuan-Qi. Xue kann nicht mehr gebildet werden, es kommt zu Zeichen von Vitamin-Mangelstörungen (Skorbut, Beriberi, Haarausfall, vorzeitige Ergrauung, Nachtblindheit, Sehstörungen, Lähmungen etc.), zu Mineralstoffmangel sowie zu psychischen Erschöpfungssymptomen. Diese Zustände sind dadurch charakterisiert, daß der Betroffene überdreht ist. Er ist überaktiv, hektisch, gleichzeitig aber immer müde und nicht in der Lage zu schlafen. Er ist „innerlich getrieben" – so wird dieser Zustand öfters von Patienten beschrieben. Es kommt schließlich zu Halluzinationen, die Realität wird nicht mehr erkannt, der Mensch kann seine Stellung in der Umwelt nicht mehr wahrnehmen und einordnen.

Leber-Yin-Schwäche: Erschöpfung des Nieren-Yin

Ebenfalls durch chronische Erkrankungen, durch Verausgabung, durch eine Erschöpfung der Ressourcen bedingt, kommt es zu Verlusten von Jin und Ye, den Körperflüssigkeiten. Gleichzeitig ist häufig eine Yang- und Qi-Schwäche der Nieren festzustellen. Die Flüssigkeiten können nicht mehr gehalten werden, es kommt zu Samenverlusten, Schweißausbrüchen, Schlaflosigkeit mit Hitzezuständen, kurzum zu den Symptomen eines emporschlagenden Leber-Yang.

Leitsymptome:

Leber-Yin-Schwäche: Schwindel, Ohrensausen, Kraftlosigkeit, rotes Gesicht, Nervosität, Schlaflosigkeit, nächtliche Schweißausbrüche Spermatorrhoe

Zunge: rot, ohne Belag

Puls: schnell, fadenförmig

Leber-Xue-Schwäche: Sehstörungen, Nachtblindheit, trockene Augen, Blässe, unregelmäßige Menstruation, heftige Träume

Zunge: blaß, ohne Belag

Puls: schnell, fadenförmig

Therapieprinzip: kühlen des Leber-Feuers, nähren des Nieren-Yin, nähren des Xue

Temperaturverhalten und Geschmack der Heilmittel: sauer-süß/ kalt, adstringierend

Nahrungsmittel: Gurke, Zucchini, Spinat, Bambussprossen, Birne, Apfelsine, Mandarine, Zitrone, Dickmilch, Sauersahne, Frischkäse, Quark, Joghurt, Weizenbier, Birnen, Kiwi, Rhabarber, Essig, Hühnerleber, saure Milchprodukte

***

Oxalis acetosella
Sauerklee
Pflanzenteil: Kraut, Blätter
Temperaturverhalten: kalt
Geschmack: sauer
Syndrom: Nieren-Yin-Schwäche, Leber-Yin-Schwäche
Indikationen: Skorbut, Hauterkrankungen
Größere Mengen bei Kindern nierenschädlich

***

Vitis vinifera
Weinrebe
Pflanzenteil: Blätter
Temperaturverhalten: kalt-feucht
Geschmack: sauer
Wirkrichtung: nach unten
Syndrom: Leber- Nieren-Yin-Schwäche
Indikationen: Kopfschmerzen (äußerlich), Sodbrennen, blutige Durchfälle, Magenschwäche

***

Potentilla anserina
Gänsefingerkraut
Pflanzenteil: Kraut
Temperaturverhalten: eher kalt, trocken
Geschmack: adstringierend
Wirkung: stopfend, adstringierend, spasmolytisch
Syndrom: Leber-Yin-Schwäche, Wind bei Leber-Xue-Schwäche und Blutverlusten
Indikationen: Blutungen, Krämpfe, Diarrhoe, krampfhafte Herzbeklemmung, Ruhr, Blutflüsse, Ausfluß, Starrkrampf, tränende Augen, Frauenkrankheiten, Bauchfluß, Zahnschmerzen, Hüftschmerzen, die Glieder kräftigend

***

Berberis vulgaris
Berberitze
Pflanzenteil: Früchte
Temperaturverhalten: kalt
Geschmack: sauer
Wirkrichtung: adstringierend, trocknend
Wirkung: cholagog, spasmolytisch
Syndrom: Leber-Yin-Schwäche, Nieren-Yin-Schwäche
Indikationen: Durchblutungsstörungen, Obstipation, Varikosis, Erbrechen, Blähungen, Gallenkoliken, Melancholie, entzündeter Anus und Genitalien, trockene Zunge, blaue Ränder um die Augen, nachmittägliches Fieber, Schwindel, schmerzhafte Hämorrhoiden (= Leber-Feuer, Milz-Schwäche), bitterer Mundgeschmack

***

Sanguisorbia officinalis
Bibernelle, Pimpinelle
Pflanzenteil: Kraut
Temperaturverhalten: kalt
Geschmack: bitter, sauer
Wirkung: kühlend, adstringierend
Syndrom: Leber-Yin-Schwäche, Blut-Leere erzeugt Wind, Hitze-Nässe im Dickdarm
Indikationen: Ruhr, Krebs, Osteomyelitis, Blutungen, Hautverletzungen

***

Stachys officinalis, Betonica officinalis
Echter Ziest, Heil-Ziest, Betonie
Pflanzenteil: Kraut, Wurzel
Temperaturverhalten: kalt, trocken
Geschmack: bitter
Wirkrichtung: nach unten
Wirkung: emetisch, schleimlösend (Wurzel), spasmolytisch, diuretisch, steinlösend
Syndrom: Leber-Nieren-Yin-Schwäche
Indikationen: Epilepsie, Lungenerkrankungen, Blutspeien, Hüft-Blasenschmerzen, Gelbsucht, Ödeme, Schwindsucht, Gliederschwäche

***

Plantago major, media
Wegerich
Pflanzenteil: Kraut, Blätter
Temperaturverhalten: kalt, trocknend
Geschmack: süß, bitter, salzig
Wirkung: kühlend, adstringierend, zerteilend, expectorierend, styptisch
Syndrom: Leber-Yin-Schwäche, Lunge, Nieren-Yin-Schwäche, Hitze-Schleim in der Lunge, Herz-Schleim-Blockaden, Lungen-Yin-Schwäche, Lungen-Hitze
Indikationen: Elephantiasis, Blutungen, Geschwüre, Dysenterie, Auszehrung, Bleichsucht, Asthma, Husten, Krämpfe, Sehstörungen, Impotenz, Wehenschwäche, Gedächtnisverlust, Diarrhoe, Hautkrankheiten, Augenentzündungen, heiße Neuralgien, Zahnschmerzen

***

Verbena officinalis L.
Eisenkraut
Pflanzenteil: Kraut
Temperaturverhalten: kalt-trocken
Geschmack: bitter
Wirkung: adstringierend, Xue belebend, diuretisch, galaktagog, schweißtreibend, sedierend, spasmolytisch
Syndrom: Leber-Yin-Schwäche, Herz-Hitze-Schleim, Pericard-Schwäche, Herz-Xue-Schwäche, Schleim-Blockaden
Indikationen: Ödeme, Entzündungen, Geschwüre, Fieber, Gelbsucht, Haarausfall, Amenorrhoe, Dysmenorrhoe, Epilepsie, Hypertonus, Schwindel,

Arteriosklerose, Schlaflosigkeit, Neuralgien, Verletzungen, Kopfschmerzen, trok-
kener Husten, Bronchitis, Krämpfe, Blutarmut, Appetitlosigkeit, Milchlosigkeit

***

Agrimonia eupatoria
Odermennig
Pflanzenteil: Kraut
Temperaturverhalten: kalt
Geschmack: bitter-salzig, adstringierend
Wirkung: Blut zusammenziehend, stärkend, zerteilend, adstringierend, cholere-
tisch, entzündungshemmend, diuretisch
Syndrom: Qi-Stau der Leber, Blut-Leere erzeugt Wind, Leber-Yin-Schwäche
Indikationen: Hitze des Xue, stärkt Milz und Magen, Kopfschmerzen, Leber- und
Gallenleiden, Magen- und Darmkatarrhe, Blasenschwäche

***

Veronica officinalis L.
Ehrenpreis
Pflanzenteil: Kraut
Temperaturverhalten: kalt
Geschmack: bitter, adstringierend
Wirkrichtung: nach unten
Wirkung: kühlend, das Yang senkend, Xue mehrend
Syndrom: Leber-Xue-Schwäche, Leber-Yang steigt nach oben, Hitze-Schleim in
der Lunge
Indikationen: Blähungen, Kopfschmerzen (Leber-Feuer), Rekonvaleszenz, hei-
ßes Rheuma, Harnverhaltung

***

Cimicifuga racemosa
Nordamerikanisches Wanzenkraut, Langtraubiges Christophskraut, Nordameri-
kanische Schlangenwurzel
Pflanzenteil: Wurzelstock
Temperaturverhalten: kalt
Wirkung: spasmolytisch, östrogenartig, Qi und Xue bewegend
Syndrom: Leber-Xue-Schwäche, Leber- und Nieren-Yin-Schwäche

Indikationen: prämenstruelle Depression, Frustration, Bluthochdruck, Herz kräftigend, Dysmenorrhoe, Wut, Kopfschmerzen, Otosklerose, Halluzinationen, negativ chronotrop, positiv inotrop

***

Rosa gallica
Hagebutte
Pflanzenteil: Früchte
Temperaturverhalten: kalt
Geschmack: süß
Syndrom: Herz-Yin-Schwäche, Herz-Xue-Schwäche, Leber-Feuer
Indikationen: macht die Haut geschmeidig und kühl, Hautentzündungen, Palpitationen, Nachtschweiß, Schlaflosigkeit, Verstopfung und Diarrhoe, Durst, Lungenschwäche, Cholagogum

***

Stellaria media
Vogelmiere, Sternmiere
Pflanzenteil: Kraut
Temperaturverhalten: kalt-feucht
Geschmack: süß
Wirkung: schleimlösend, diuretisch
Syndrome: Leber-Yin-Schwäche, Yin-Schwäche von Lunge, Herz, Niere und Milz
Indikationen: Palpitationen, Hämorrhoiden, Tbc, Frühjahrskuren, Blutreinigung

***

Rezept:
Stellariae herba, 2 Teelöffel/Tasse als Infus, mindestens 2 Monate

***

Punkte
Leber 1, 2, 3, 5, 14
Niere 3
Herz 7
Gallenblase 34

Milz 6, 10
Blase 17, 18, 19, 20
Ren Mai 4, 14, 26
Herz 2
Lunge 11
Pericard 8
Du Mai 16
Niere 3+
Magen 36 + Dünndarm 3: Augenbrennen
Gallenblase 1, 37: Sehschwäche
San Jiao 6, Gallenblase 41: Tremor

5.7 Kombinierte Syndrome

5.7.1 Leber-Feuer schädigt die Lungen

(Gan Huo Fan Fei)

Ursachen:

Leber-Qi-Stau entwickelt Feuer, steigt nach oben und schädigt das Yin der Lunge; Lunge leitet das Qi herab, bei Lungen-Qi-Schwäche führt das zu vermehrtem Leber-Feuer, da das Leber-Qi nicht aus der Lunge nach unten befördert wird und sich am Rippenbogen staut.

Leitsymptome:

Schmerzen im Thorax und unter Rippenbogen, Unruhe, Bluthusten, bitterer Mundgeschmack, Augenflimmern

5.7.2 Fehlender Ausgleich zwischen Leber und Milz

(Gan Pi Bu Tiao)

Ursachen:

Leber-Qi-Stau, Umwandlung und Transport der Nahrung nicht mehr gewährleistet; Milz-Schwäche führt zu unzureichender Xue-Herstellung, zu Stauung von Nässe und schließlich von feuchter Hitze im mittleren Erwärmer, Gallenflüssigkeit wird blockiert.

Leitsymptome:

Druck im Thorax, Seufzen, Blähungen, Depressionen, Nervosität, Appetitlosigkeit, Blähungen mit Darmgeräuschen, dünner Stuhlgang, Gelbsucht

5.7.3 Mangelnde Ausgewogenheit zwischen Leber und Magen

(Gan Wei Bu He)

Ursachen:

Leber-Qi-Stau, Magen-Qi verläuft nicht nach unten

Leitsymptome:

Magenbeschwerden im Vordergrund, Seufzen, Druckgefühl unter dem Rippenbogen, Blähungen, Völlegefühle im Oberbauch, fauliges Aufstoßen, Zungenbelag dünn und gelblich, Puls gespannt

5.7.4 Leere des Yin von Leber und Niere

(Gan Shen Yin Xu)

Ursachen:

Jing und Xue ernähren sich gegenseitig, Niere und Leber auch. Yin-Schwäche führt zu aufsteigendem Feuer und Schädigung der Säfte.

Leitsymptome:

Leber und Nieren-Yin-Schwäche, Leere-Feuer, Schwindel, Ohrensausen, Hitzesensationen, Knie und Hüften schmerzhaft und kraftlos

6. Krankheitssyndrome der Gallenblase

Während die Leber als der große „Stratege", der Heerführer unter den Speicherorganen, bezeichnet wird und für die weitreichende Planung zuständig ist, hat die Gallenblase die Funktion eines „Taktikers", der der augenblicklichen Situation entsprechende Anweisungen gibt, sprich: Entscheidungen fällt. Sie ist der Taktgeber im Zusammenspiel sämtlicher Funktionen des Menschen, sie gibt die Impulse, setzt Bewegung in Gang. Störungen der Gallenblasen-Energie haben vor allem hierin eine deutliche Auswirkungen.

Da die Funktion der Gallenblase vor allem den Yang-Aspekt der Leber als zugehörigem Speicherorgan widerspiegelt, werden ihre Störungen in erster Linie über den Funktionskreis Leber und über eine Stärkung des Funktionskreises Gallenblase behandelt. Als außerordentliches Hohlorgan verfügt die Gallenblase zudem über keine Öffnung nach außen wie die anderen *Fu,* auch transportiert sie keine Nahrung und Flüssigkeiten, sondern die reine Gallenflüssigkeit zu Magen, Milz und Därmen. Bei den Krankheitssyndromen der Milz (siehe Band „Die Wandlungsphase Erde") beschäftigen wir uns wieder mit der Gallenblase im Zusammenspiel zwischen Gallenblase und Milz/Magen.

6.1 Kälte-Leere der Gallenblase

(Dan Han Xu)

Bei Kälte-Leere zeigt sich diese Störung als eine Leere-Störung im Holz. Nur hier zeigt sich eine derartige Leere der Holz-Energie, während sonst das Leber-Yang immer als Fülle-Zustand imponiert. Daher die Gleichzeitigkeit von innerer Unruhe (Leber-Fülle) und einer Unfähigkeit, diese innere Dynamik in die Tat umzusetzen.

Leitsymptome:

mangelndes Selbstvertrauen, innere Erregtheit, Schwindel, Seufzen, Entschlußlosigkeit, Angst, Verzagtheit

Puls: leer

Zunge: blaß oder normal

Punkte
Gallenblase 35, 38, 39, 43, 44

6.2 Hitze-Fülle der Gallenblase

(Dan Re Shi)

Bei der Hitze-Fülle der Gallenblase geht die Energie zu stark nach außen. Entscheidungen werden gefällt, ohne sie zu überdenken. Aktion ohne Planung – so wie die Gallenblase immer den Yang-Aspekt der Leber widerspiegelt, so finden wir diese Symptomatik häufig auch bei einer Schwäche des Leber-Yin (s.d.) mit aufsteigendem Feuer, wobei aber hier die Hitze, die Dynamik weitaus „dünnhäutiger" erscheint. Die Schwäche, die hinter diesem Auftreten steckt, tritt schnell zutage.

Leitsymptome:

Aggressivität, Schläfenkopfschmerz, Ohrgeräusche (Brummen), selbstherrliches, neidisches eifersüchtiges Auftreten, Lichtempfindlichkeit

Zunge: roter Rand

Puls: schnell, gespannt

Punkte
Gallenblase 36, 40, 41, 43
Blase 19

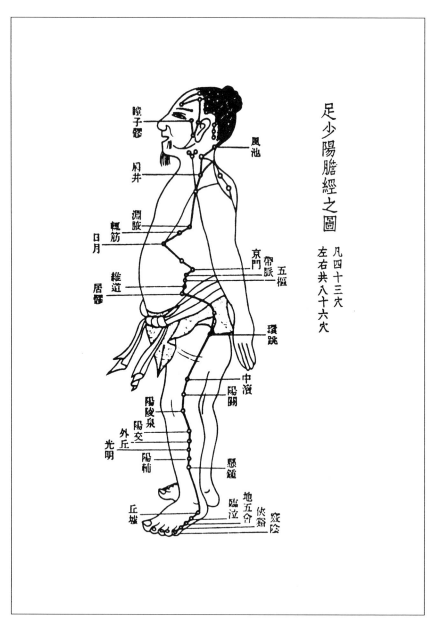

Die Gallenblasen-Leitbahn Fuß-Shao Yang

7. Die Leitbahnen und ihre Punkte

Anmerkung:

Die Vielzahl der angegebenen Indikationen stellt eine Zusammenstellung der in der deutsch- und englischsprachigen Literatur gefundenen Anwendungsbereiche dar. Ihre detaillierte Auflistung soll nicht einer schematischen Anwendung in der Praxis dienen, sondern einen Beitrag leisten zur Schaffung eines Gesamtbildes der einzelnen Akupunktur-Punkte. Die Summe der aufgelisteten Indikationen zusammen mit der Energetik und dem Punktnamen ergeben erst das gesamte Wirkspektrum eines Punktes.

7.1 Gallenblasen-Leitbahn

(Zu Shao Yang – Dan Jing)

Charakteristisch:

Schmerzen, Spasmen der Sinnesorgane, Gelenkbeschwerden, Augendruck, Fieber, intermittierend Schüttelfrost, bitterer Mundgeschmack, Bedürfnis zu seufzen, spontane Schweiße, häufiges Aufstoßen, Migräne

Gallenblase 1   zong zi jiao

Bedeutung der Bezeichnung des Punktes:
Kellerloch der Pupille, Knochenhöhle der Pupille

Interpretation:
Lokalisation, Symptomatik

Verbindungen zu anderen Leitbahnen:
Dünndarm, SJ

Energetik:
Wind-Hitze ausleitend, die Augen kräftigend

Lokalisations-Hilfe:
0,5 cun lateral des Augenwinkels

Indikationen:
alle Augenkrankheiten, Kopfschmerzen, Blindheit, Juckreiz im Auge, Schleier vor den Augen, Trigeminusneuralgie

Kombinationsmöglichkeiten:
+ Gallenblase 37: Sehschwäche,
+ Dünndarm 1: Schwellung der Brüste bei Frauen

***

Gallenblase 2   ting hui

Bedeutung der Bezeichnung des Punktes:
Versammlung des Gehörs

Interpretation:
Hinweis auf seine Bedeutung bei allen Hörstörungen

Energetik:
Qi bewegend, die Ohren öffnend, Wind zerstreuend, Qi von Leber und Gallenblase fließen lassend

Lokalisations-Hilfe:
vor Incisura intertragica, Vertiefung vor dem Ohr, man fühlt dort einen Puls

Indikationen:
Tinnitus und Schwerhörigkeit, Taubheit, eitriger Ausfluß aus dem Ohr, Dislokation des Kiefers, Lähmung der Gliedmaßen nach Schlaganfall, Halbseitenlähmung im Gesicht, Zahnschmerzen, Kaumuskelkrämpfe, Spasmen, Raserei

Kombinationsmöglichkeiten:
+ Sanjiao 17, Blase 63 oder Dickdarm 20: Schwerhörigkeit
+ Dünndarm 19, Sanjiao 21: senkrechter flacher Durchstich bei Gehör-Problemen

***

Gallenblase 3   shang guan

Bedeutung der Bezeichnung des Punktes:
oberes Paßtor, obere Schranke

Interpretation:
Paßtor, Schranke = hier Kiefergelenk, Punkt liegt am oberen Rand des Jochbeins
(Magen 7 = Xia Guan liegt unter dem Jochbein)

Verbindungen zu anderen Leitbahnen:
Magen, SJ, Dickdarm

Energetik:
Wind, Spasmen, den Leitbahnfluß durchgängig machend, die Sinnesorgane öffnend

Lokalisations-Hilfe:
oberer Rand des Jochbeinbogens über Magen 7

Indikationen:
Tinnitus und Schwerhörigkeit, Verzerrung des Mundes und der Augen nach
Schlaganfall, Zahnschmerzen, Spasmen, Epilepsie, Sehschwäche, Nachtblind-
heit, (hormonelle) Kopfschmerzen, visuelle und akustische Halluzinationen,
Zahnfäule, Katarakt, verschwommenes Sehen, schmerzhafte Regelblutung, Glau-
kom

Stimulus:
Das Su Wen verbietet die Nadelung dieses Punktes wegen der Gefahr innerer
Blutungen und nachfolgender Taubheit – also: flach stechen!

***

Gallenblase 4   han yan

Bedeutung der Bezeichnung des Punktes:
im Winkel des Keilbeinflügels, Fülle der Stirn

Lokalisation: Bei zusammengepresstem Kiefer erscheint eine Schwellung (Fülle)
am Stirnwinkel; Hinweis auf die Symptomatik bei Kopfschmerzen im Stirnbe-
reich

Verbindungen zu anderen Leitbahnen:
SJ, Magen, Dickdarm

Energetik:
Wind-Hitze ausleitend, Schrecken beruhigend, schmerzlindernd

Lokalisations-Hilfe:
1 cun unter Ma. 8, bewegt sich beim Kauen

Indikationen:
Kopfschmerzen etc., Schmerzen im Handgelenk, häufiges Niesen, Tremor, Sinnestrübung, Gesichtsneuralgien, Tinnitus, Krämpfe bei Kindern

Besonderheiten bei Akupunktur und Moxibustion:
quere Nadelung

Kombinationsmöglichkeiten:
+ Gallenblase 5: stoppt einseitige Migräne

***

Gallenblase 5   xuan lu

Bedeutung der Bezeichnung des Punktes:
siehe „Xuan" beim Funktionskreis Gallenblase: Ängstlichkeit, Besorgtheit, in der Schwebe sein; aufgehängter Kopf

Interpretation und Kontext:
Anwendung bei Schwindel; sich nicht entscheiden können; Symptome, die entstehen, wenn man mit dem Kopf nach unten hängt (eine beliebte Folter im alten China)

Verbindungen zu anderen Leitbahnen:
Magen, SJ, Dickdarm

Energetik:
Qi regulierend, Species öffnend, Wind ausleitend, Hitze, schmerzstillend, Schwellungen im Kopfbereich aufhebend

Lokalisations-Hilfe:
ca. 1 cun unterhalb von Gallenblase 4, etwas nach unten versetzt zwischen Ma. 8 und Gallenblase 7, Winkel der Haargrenze

Indikationen:
Migräne, Augenschmerzen, Unruhe, Besorgtheit, Reizbarkeit, Schweißlosigkeit bei Fieber, Zahnschmerzen, Gesichtsschwellungen, eitriger Nasenschleim

Besonderheiten bei Akupunktur und Moxibustion:
quer nach hinten nadeln

***

Gallenblase 6   xuan li

Bedeutung der Bezeichnung des Punktes:
der aufgehängte Bissen, das aufgehängte (Haar-)Büschel

Interpretation:
zur Lokalisation des Punktes muß man die Schläfenhaare hochnehmen

Verbindungen zu anderen Leitbahnen:
Magen, SJ, Dickdarm

Energetik:
Hitze und Feuchtigkeit der Mitte, die Sinnesorgane befreiend, die Luo-Gefäße belebend, Qi bewegend

Indikationen:
Kopfschmerzen, Rötung und Schwellung der Augen, Aufstoßen und Übelkeit bei Fieber, Epilepsie, Tinnitus, Schweißlosigkeit bei Fieber, Melancholie, Anorexie, Gesichtsschwellungen, Epilepsie, Gastritis

Besonderheiten bei Akupunktur und Moxibustion:
quer nach hinten nadeln

***

Gallenblase 7   qu bin

Bedeutung der Bezeichnung des Punktes:
der Bogen des Schläfenhaars

Verbindungen zu anderen Leitbahnen:
Blase

Energetik:
Hitze klärend, Schwellungen auflösend, inneren Wind auslöschend, schmerzstillend

Lokalisations-Hilfe:
1 cun vor Sanjiao 20, vor und über dem Ohr, schräg unter Gallenblase 6

Indikationen:
Kiefersperre, Kopfschmerzen, Augenkrankheiten, Würgen und Brechen, Nackensteife, Zahnschmerzen, Gesichtslähmung, Spasmen der Kinder

Besonderheiten bei Akupunktur und Moxibustion:
quer nach hinten

***

Gallenblase 8   er dian, shuai gu

Bedeutung der Bezeichnung des Punktes:
der oberste Punkt des Ohrs, das führende Tal dem Knochen folgend

Interpretation und Kontext:
Unter allen am Rumpf und den Extremitäten befindlichen Gu/Tal-Punkten ist dieser der am höchsten gelegene und somit führende. Um diesen Punkt zu finden, biegt man das Ohr in halber Länge um und folgt der Ohrspitze 1,5 cun nach oben in eine Mulde.

Verbindungen zu anderen Leitbahnen:
Blase

Energetik:
Schleim umwandelnd, Feuchtigkeit, Wind zerstreuend, schmerzstillend, Krämpfe beruhigend

Lokalisations-Hilfe:
1,5 cun über Ohrspitze

Indikationen:
einseitige Migräne, Husten, Blockaden im mittleren Erwärmer, Übelkeit, Erbrechen, Kältegefühl im Magen, Alkoholgenuß, Auswurf von viel Schleim, Augenkrankheiten

Besonderheiten bei Akupunktur und Moxibustion:
flache Quernadelung nach hinten

***

Gallenblase 9   tian chong

Bedeutung der Bezeichnung des Punktes:
Troßstraße des Himmels, himmlischer Übergang, Hauptstraße des Himmels

Interpretation und Kontext:
Himmel = Kopf; chong = Woge, breiter Durchgang, Aufwallen von Qi, Wind oder Kälte-Wind in den Kopf

Verbindungen zu anderen Leitbahnen:
Blase

Energetik:
Wind, Krämpfe, Hitze in der Gallenblase klärend, beruhigt den Geist (Shen)

Lokalisations-Hilfe:
0,5 cun hinter Gallenblase 8, 0,5 cun höher

Indikationen:
Schwellung des Zahnfleischs, Wahnsinn, Windkrämpfe, rheumatische Beschwerden in Schulter und Nacken, Epilepsie, Kopfschmerzen, Schreckhaftigkeit

Besonderheiten bei Akupunktur und Moxibustion:
quer nach hinten nadeln

***

Gallenblase 10   fu bai

Bedeutung der Bezeichnung des Punktes:
oberflächliche Weiße, aufgehendes Weiß, das Weiße verbreiten

Interpretation und Kontext:
fu = aufsteigendes Leber-Yang; bai = Weiß=Metall = das Leber-Yang in Schranken halten, aber auch Hinweis auf Anwendung bei Lungen-Erkrankungen

Verbindungen zu anderen Leitbahnen:
Blase

Energetik:
Qi von Leber und Gallenblase regulierend, Wind zerstreuend, Feuchtigkeit, Hitze, die Luo-Gefäße durchgängig machend

Lokalisations-Hilfe:
hinter dem Ohr zwischen Gallenblase 9 und Gallenblase 11

Indikationen:
Kopfschwere, Kopfschmerzen, Taubheit, Wechselfieber, Husten mit viel Schleim, Schwäche der Beine mit Unmöglichkeit zu gehen, Abzesse und Furunkel im Nacken, Tinnitus, Struma, Atembeklemmung

Besonderheiten bei Akupunktur und Moxibustion:
schräg nach hinten

***

Gallenblase 11   qiao yin, tou qiao yin

Bedeutung der Bezeichnung des Punktes:
das Yin eindringen lassen, Kopf-Yin-Portal

Interpretation und Kontext:
Gallenblase 44= Zu (Fuß) qiao yin, qiao = Portal = Öffner = Sinnesorgane als äußere Portale des Yin, der Speicherorgane. Über diesen Punkt ist ein Zugang zu allen Sinnesorganen möglich. Die Augen sind die Öffnungen der Leber (Augenschmerzen), die Ohren die der Nieren (Taubheit), der Mund die der Milz (bitterer Mundgeschmack), die Nase die Öffnung der Lunge (Obstruktion der Nase). Vergleiche Gallenblase 44: Zu qiao yin = am Fuß ein Durchgang zum Yin.

Verbindungen zu anderen Leitbahnen:
Blase, SJ

Energetik:
Qi regulierend, Ying und Xue belebend, Wind, Feuchtigkeit und Hitze in der
Gallenblase klärend, Sinnesorgane durchgängig machend

Lokalisations-Hilfe:
zwischen Gallenblase 10 und 12, hinter und über dem Mastoid

Indikationen:
Krämpfe, Augenschmerzen, Parotitis, Husten, Hitze der Hände und Füße, Kontravektionen, Ohrenschmerzen, entzündliche Hautveränderungen (Yong und Ju),
Leere-Hitze der Hände und Füße, Struma, Krämpfe der Extremitäten, Knochenab-
zesse, Halsentzündung, Intercostalneuralgien, Schweißlosigkeit, steife Zunge,
bitterer Mundgeschmack

Besonderheiten bei Akupunktur und Moxibustion:
quer nach hinten nadeln

***

Gallenblase 12   wan gu

Bedeutung der Bezeichnung des Punktes:
Ende des Knochens, traditioneller Name für den Processus mastoideus

Interpretation:
traditionelle Bezeichnung des Processus mastoideus

Verbindungen zu anderen Leitbahnen:
Blase

Energetik:
Qi der Leber regulierend, Wind zerstreuend, Hitze ableitend, das Gehirn aufwek-
kend, die Sinnesorgane öffnend

Lokalisations-Hilfe:
unter und hinter Mastoid

Indikationen:
Kopfschmerzen, Schlaflosigkeit, Nackensteife, Wangenschwellung, Zahnschmerzen, Schwäche der unteren Extremitäten mit Unfähigkeit zu Laufen, Unruhe, Besorgtheit, dunkler Urin, Karies, Geisteskrankheiten, Melancholie, Ohrjucken, Erbrechen, Kiefersperre, Schlafstörungen, Epilepsie

Besonderheiten bei Akupunktur und Moxibustion:
schräg nach unten

***

Gallenblase 13   ben shen

Bedeutung der Bezeichnung des Punktes:
sich auf das Shen stützend, das Shen als Wurzel

Interpretation und Kontext:
Shen zeigt sich in der Ausstrahlung, dem Glanz der Augen Zugang zum Gehirn als zweitem Wohnsitz des Shen. Das 8. Kapitel des Ling Shu Jing trägt die Überschrift: „Ben Shen" und handelt von der überragenden Bedeutung des Geistes (Shen) als Wurzel menschlichen Seins.

Verbindungen zu anderen Leitbahnen:
Yang Wei Mai

Energetik:
beruhigt das Qi von Leber und Gallenblase, Leber-Yin stützend, Wind aller Art auslöschend, beruhigt Epilepsie und den Geist (Shen)

Lokalisations-Hilfe:
über Augenwinkel, 0,5 cun innerhalb der Haargrenze

Indikationen:
Kopfschmerzen, Sinnestrübung, Halluzinationen, nervöse Ticks, Nackensteife, Verrücktheit, Durchblutungsstörungen des Gehirns, Schreckhaftigkeit, Krampfanfälle, Speichelfluß, Drehschwindel

Besonderheiten bei Akupunktur und Moxibustion:
quer nach hinten nadeln

***

Gallenblase 14   yang bai

Bedeutung der Bezeichnung des Punktes:
die Weiße des Yang

Interpretation und Kontext:
bai = klar, deutliches Sehen, yang = Kopf, Treffpunkt aller Yang-Leitbahnen, vermittelt Klarheit im Kopf

Verbindungen zu anderen Leitbahnen:
Yang Wei, Ma, Di, SJ

Energetik:
Wind zerstreuend, Hitze klärend, die Augen erstrahlen lassend

Lokalisations-Hilfe:
1 cun über Brauen-Mitte, auf einer Linie mit der Pupille

Indikationen:
Abneigung gegen Kälte im Rücken, trübes Sehen, Stirnkopfschmerzen, Brennen der Augen, Übelkeit, Frieren, Nachtblindheit, Glaukom

Besonderheiten bei Akupunktur und Moxibustion:
quer nach unten in Richtung Augen nadeln

***

Gallenblase 15   tou lin qi

Bedeutung der Bezeichnung des Punktes:
am Rand der Tränen, die Tränen überblicken, tränenüberströmt am Kopf

Interpretation und Kontext:
zu lin qi = Gallenblase 41, lin = überblicken, auch sich nähern; ein Punkt am Schädel mit besonderer Wirkung auf die Augen und den Tränenfluß

Verbindungen zu anderen Leitbahnen:
Blase, Yang Wei

Energetik:
Leber, Gallenblase stützend, Wind, kühlt das Gehirn, läßt die Augen glänzen, befreit die Nase

Lokalisations-Hilfe:
1 cun über Gallenblase 14, 0,5 cun innerhalb der Haargrenze oder: Mitte zwischen Du 24 und Magen 8

Indikationen:
Kopfschmerzen, Sinnestrübungen, Augenschmerzen, übermäßiges Augentränen, Krampfzustände bei Kindern, Apoplexie, Ohnmacht, Schüttelfrost, verstopfte Nase, Taubheit

Besonderheiten bei Akupunktur und Moxibustion:
quer nach oben nadeln; Moxa verboten (kann Kopfschmerzen und Blindheit hervorrufen)

***

Gallenblase 16   mu chuang

Bedeutung der Bezeichnung des Punktes:
Fenster des Auges

Interpretation und Kontext:
Wirkung auf alle Augenerkrankungen

Verbindungen zu anderen Leitbahnen:
Yang Wei

Energetik:
stützt das Qi von Leber und Gallenblase, Wind zerstreuend, macht die Luo-Gefäße durchgängig, kühlt den Kopf und läßt die Augen glänzen

Lokalisations-Hilfe:
1,5 cun hinter Gallenblase 15

Indikationen:
wie Gallenblase 15, zusätzlich: Kurzsichtigkeit, Schmerzen der oberen Schneidezähne, Abneigung gegen Kälte, Wechselfieber ohne Schweiß, Schwindel, entzündete Augen

Besonderheiten bei Akupunktur und Moxibustion:
quer nach hinten nadeln

***

Gallenblase 17   zheng ying

Bedeutung der Bezeichnung des Punktes:
Korrekter Aufbau, Hauptlager des Heeres, auch: Furcht, Sorge

Interpretation und Kontext:
zheng = das Rechte, Wahre, Orthopathie, ying = Nährenergie = die Augen und den Geist mit Ying/Xue versorgend; Hinweis auf die Lokalisation: Gallenblase 17 liegt auf der horizontalen Linie, die exakt (= zheng) die Spitze des Kopfes kreuzt.

Verbindungen zu anderen Leitbahnen:
Yang Wei

Energetik:
Wind zerstreuend, Schmerzen stillend, Hitze klärend, die Gallenblase entspannend, Muskeln und Sehnen beruhigend, die Luo-Gefäße durchgängig machend

Lokalisations-Hilfe:
1,5 cun hinter Gallenblase 16, siehe Namen!

Indikationen:
einseitige Kopfschmerzen, Zahnschmerzen, Schwindel, Nackensteife, Abneigung gegen Wind und Kälte, Übelkeit, Migräne in Verbindung mit der Monatsblutung, Würgen und Erbrechen, steife Lippen, Zahnabszesse

Besonderheiten bei Akupunktur und Moxibustion:
quer nach hinten nadeln

***

Gallenblase 18   cheng ling

Bedeutung der Bezeichnung des Punktes:
die Struktivkraft des Geistes (Ling) aufnehmend, Ling-Behälter

Interpretation und Kontext:
Traditionell der Ort, wo der himmlische Geist empfangen wird; Ling, die magische Wirkkraft, ein Yin-Aspekt zu Shen, der den himmlischen Geist (Shen) verwirklicht, d.h. für den Menschen nutzbar macht. Shen wirkt im Menschen auf geistiger Ebene vermittels Ling, der Struktivkraft.

Verbindungen zu anderen Leitbahnen:
Yang Wei

Energetik:
Qi der Leber und Lunge regulierend, inneren Wind auslöschend, Nässe-Hitze in der Gallenblase ausleitend, die Sinne befreiend

Lokalisations-Hilfe:
1,5 cun hinter Gallenblase 17

Indikationen:
Ausfluß aus der Nase, Nasenbluten, Husten, Schwindel, Ohnmacht, Fieber, kann nicht sprechen, Kopfschmerzen, tiefsitzende Nasenverstopfung, Gehirnwind, Fieber mit Abneigung gegen Kälte, Augenschmerzen, asthmatische Beschwerden, Atemnot, Meningitis

Besonderheiten bei Akupunktur und Moxibustion:
schräg, quer nach hinten nadeln; einige Quellen verbieten die Akupunktur an diesem Punkt.

***

Gallenblase 19   nao kong

Bedeutung der Bezeichnung des Punktes:
Hohlraum des Gehirns, die Spalte zum Hirn

Interpretation und Kontext:
organische Hirnerkrankungen = seelische, geistige Fehlfunktionen

Verbindungen zu anderen Leitbahnen:
Yang Wei

Energetik:
Niere stützend, Leber regulierend, Yang senkend, Wind zerstreuend, klärt die Gallenblase und leitet Feuer ab, beruhigt die Muskeln und Sehnen, erweckt das Gehirn und befreit die Sinne

Lokalisations-Hilfe:
Vertiefung über Os occipitale, 1,5 cun hinter Gallenblase 18, auf gleicher Höhe wie Du 17 (Nao Hu = Gehirntür)

Indikationen:
Streß, Abmagerung, Kopfschmerzen, Verdunkelung des Blicks, Epilepsie, Tinnitus, Nasenschmerzen, Doppeltsehen, Depressionen, manische Phasen, Herzklopfen, Tuberkulose, Nackensteife, alle hirnorganischen und psychiatrischen Erkrankungen

Besonderheiten bei Akupunktur und Moxibustion:
quer nach unten nadeln

***

Gallenblase 20   feng chi

Bedeutung der Bezeichnung des Punktes:
Teich des Windes

Interpretation und Kontext:
Wind und Wasser; Meisterpunkt bei allen Wind-Affektionen; die Mulde, in der sich der Punkt befindet, ähnelt einem Teich in der mikrokosmischen Landschaft.

Verbindungen zu anderen Leitbahnen:
SJ, Yang Wei Mai, Yang Qiao Mai

Energetik:
zerstreut Wind, klärt Hitze, Leber-Yang sedierend, die Sinne öffnend, läßt die Augen erstrahlen, schärft das Gehör, harmonisiert Qi und Blut

Lokalisations-Hilfe:
in der Vertiefung zwischen Sternocleidomastoideus und Trapezius, auf gleicher Höhe mit Du 16 (Feng Fu = Windpalast)

Indikationen:
Fieber, Kopfschmerzen, Sehstörungen, Hypertonie, Hemiplegie, Nasenbluten, Niesen, Struma, Sprachhemmungen, Übererregung, alle Augenerkrankungen, alle Beschwerden in Verbindung mit Erkältungskrankheiten (Tai Yang-Stadium), Folgen von Apoplexie, tiefsitzende Nasenverstopfung, Epilepsie, Schlaflosigkeit, Wahnsinn, Fieber mit Schweißlosigkeit, Schwerhörigkeit, Taubheit, Schwäche des Halses (Patient kann den Kopf nicht hochhalten – Moxa!)

Kombinationsmöglichkeiten:
+ Blase 5: Sehstörungen
+ Ren 14, Dickdarm 4: Grippe
+ Blase 1, Gallenblase 1, Blase 2: Atrophie des Sehnervs
+ Dickdarm 4: Augenentzündungen
+ Dickdarm 11, Magen 36, Leber 3: Hypertonie
+ Du 16: Schwäche während einer Grippe (Shang Han Lun)
+ Gallenblase 39: Verkrümmung der Wirbelsäule
+ Dickdarm 4, Lunge 7: grippaler Infekt
Besonderheiten bei Akupunktur und Moxibustion:
schräg nach oben in Richtung Nasenspitze nadeln

***

Gallenblase 21   jian jing

Bedeutung der Bezeichnung des Punktes:
Brunnen der Schulter

Interpretation und Kontext:
Der Punkt befindet sich in der Mitte der Schulter in einer Vertiefung, die wie ein Brunnen erscheint, ein ernährendes und befruchtendes Energiereservoir an der Schulter.

Verbindungen zu anderen Leitbahnen:
SJ, Yang Wei Mai, Magen

Energetik:
Qi und Xue regulierend, Wind zerstreuend, Hitze klärend, Schleim ausleitend, das Leber-Qi zerstreuend, Qi-Stagnationen lösend, schmerzstillend

Lokalisations-Hilfe:
höchster Punkt Schulter, Mitte zwischen Du 14 und Schulterhöhe

Indikationen:
Leere des Qi, Frostigkeit, Erkältungen, Krampfanfälle, Speichelfluß, Geschwüre an verschiedenen Stellen des Körpers, Abortus, Achselschweiß, Struma, Diagnostik bei Gallenerkrankungen, Schwindel, Hypertonie, Sprachhemmungen, Nackensteife, Schulter- und Rückenschmerzen mit Unfähigkeit, den Arm zu bewegen, Mastitis, Fehlgeburten mit starkem Blutverlust, Atemnot, Hypertonie, Scheitelkopfschmerz, schwere Geburt, Brustkrebs, Eiseskälte der Extremitäten

Kombinationsmöglichkeiten:
+ Dickdarm 11, Magen 36: Hemiplegie
+ Dickdarm 11, Dünndarm 1: Mastitis
+ Magen 36, Gallenblase 34: Fußschmerzen

Besonderheiten bei Akupunktur und Moxibustion:
Schräg nach außen oder in Richtung Du 14 nadeln, in der Gravidität verboten. Vorsicht bei Patienten mit Herzerkrankungen! Es ist zweckmäßig, ggf. nach der Nadelung von Gallenblase 21 den Punkt Magen 36 zu nadeln, um das Qi nach unten zu bewegen.

***

Gallenblase 22   **yuan ye**

Bedeutung der Bezeichnung des Punktes:
Pforte der Achselhöhle, Wasserstrudel der Achselhöhle

Interpretation und Kontext:
yuan = Schlund, tiefes Gewässer = Hinweis auf Feuchtigkeit, profuses Schwitzen unter den Armen

Energetik:
Wind, Feuchtigkeit ausleitend, entspannt die Brust, stellt den Qi-Fluß wieder her, glättet die Muskeln und Sehnen.

Lokalisations-Hilfe:
3 cun unter vorderer Achselfalte, 4. ICR. Auf der Axillarlinie, der Patient hebt den Arm bei der Punktsuche.

Indikationen:
Kraftlosigkeit, Völlegefühl in der Brust, Intercostalschmerzen, Schwellungen und Furunkel in der Achselhöhle, Husten, Unfähigkeit, den Arm zu heben

165

Kombinationsmöglichkeiten:
+ Leber 13, Sanjiao 6: Schwellungen in der Achselhöhle

Besonderheiten bei Akupunktur und Moxibustion:
keine Moxibustion, bei Furunkeln Gefahr der Blutvergiftung

***

Gallenblase 23   zhe jin

Bedeutung der Bezeichnung des Punktes:
Sitz zwischen Muskeln und Sehnen

Interpretation und Kontext:
traditionelle Bezeichnung für die Interkostal-Muskulatur, in der sich der Punkt befindet

Verbindungen zu anderen Leitbahnen:
Blase

Energetik:
Qi des mittleren Erwärmers regulierend, Hitze, Feuchtigkeit eliminierend, beruhigt Atemnot, korrigiert gegenläufiges Qi

Lokalisations-Hilfe:
4. ICR, 1 cun vor Gallenblase 22, etwas nach unten versetzt

Indikationen:
Beklemmungsgefühl in der Brust, Orthopnoe, weinerliche Stimmung, Übelkeit, saures Aufstoßen, stockender Redefluß, Erschöpfung, Müdigkeit mit Unruhe, Erbrechen, Gelbsucht, Kraftlosigkeit der Extremitäten
nach dem Zhen Jiu Da Cheng: Mu-Punkt der Gallenblase

Besonderheiten bei Akupunktur und Moxibustion:
schräg nach hinten nadeln

***

Gallenblase 24   ri yue

Bedeutung der Bezeichnung des Punktes:
Sonne und Mond

Interpretation und Kontext:
Treffen von Yin und Yang, da als Mu-Punkt auf der Yang-Seite des Rumpfes gelegen, beide Zeichen zusammen = Ming = Klarheit der Gedanken und des Willens, Entscheidungfähigkeit; Symbole für das linke und rechte Auge, die Augen sind die Öffnungen der Leber, hier ein Hinweis auf die Wirkung des Punktes bei Augenproblemen

Spezifische Qualifikation:
Mu-(Konzentrations-)Punkt der Gallenblase

Verbindungen zu anderen Leitbahnen:
Milz, Yang Wei

Energetik:
stärkt das Qi im mittleren Erwärmer, Hitze und Nässe umwandelnd, die Gallenblase durchgängig machend

Lokalisations-Hilfe:
Mamillarlinie, 7. ICR, 1,5 cun unter Leber 14

Indikationen:
Seufzen, mühsames Atemholen, gedrückte Stimmung, Übelkeit, ununterbrochener Redefluß, Lähmungsneigung der Extremitäten, Blähungen, Durchfall, Trommelbauch, Rippenschmerzen, Übelkeit, Erbrechen, Sodbrennen, Gelbsucht, Schläfrigkeit

Besonderheiten bei Akupunktur und Moxibustion:
schräg nach außen nadeln

***

Gallenblase 25   jing men

Bedeutung der Bezeichnung des Punktes:
Pforte der Pyramide, Pforte der Hauptstadt, Haupttor

Interpretation und Kontext:
jing = Hauptstadt bedeutend, umfaßt auch den Terminus Yuan = Ursprung. Hinweis auf Mobilisierung des Yuan-Qi der Niere; ein Haupt-Punkt zur Stimulierung des Qi

Spezifische Qualifikation:
Mu-(Konzentrations-)Punkt der Niere

Energetik:
führt Qi in den unteren Erwärmer, stützt und erwärmt die Niere, Dickdarm, Dünndarm, leitet pathogene Nässe aus, reguliert gegenläufiges Magen-Qi, fördert den freien Fluß durch die Wasserwege

Lokalisations-Hilfe:
Unterrand der 12. Rippe

Indikationen:
Bauchschmerzen, Miktionsstörungen, Diarrhoe, Blähsucht, Schmerzen in der Lendenwirbelsäule, Wechselfieber, Nackensteife, Miktionsstörungen, Schmerzen im Hüftgelenk, Gesichtsschwellung, akute Geschehen im Abdomen, Harnverhaltung

Kombinationsmöglichkeiten:
+ Leber 2: Unerträglichkeit langen Stehens

Besonderheiten bei Akupunktur und Moxibustion:
schräg nach hinten nadeln

***

Gallenblase 26   **dai mai**

Bedeutung der Bezeichnung des Punktes:
dai mai = Gürtelgefäß

Interpretation und Kontext:
Dieser Punkt ist ein Hauptpunkt des außerordentlichen Gefäßes Dai Mai, welches den Körper wie ein Gürtel umschließt und die Qi-Zirkulation zwischen oben und unten reguliert. Dai bedeutet ferner Ausfluß und weist somit auf die Wirkung des Punktes bei Leukorrhoe hin.

Verbindungen zu anderen Leitbahnen:
Dai Mai

Energetik:
Gürtelgefäß regulierend, Qi in den unteren Erwärmer führend, Hitze- Feuchtigkeit zerstreuend, die Mensis regulierend, Ausfluß behebend, die Leitbahnen durchgängig machend

Lokalisations-Hilfe:
Nabelhöhe, zwischen 11. und 12. Rippe, 7 cun von Mittellinie im Liegen 1,8 cun unterhalb der 11. Rippe

Indikationen:
aufgetriebener Leib, vergeblicher Stuhldrang, Spasmen, gynäkologische Befunde, Zystitis, Ausfluß, Soor, Hernien, Uterusprolaps, Schwäche und Schmerzen im unteren Rücken, zur Akupunkturanästhesie

Kombinationsmöglichkeiten:
+ Ren 3, Leber 8, Milz 8, Milz 6: Endometritis
+ Blase 30, Milz 9, Milz 6: Fluor albus
+ Ren 4: Nierenschwäche (Yin oder Yang)

Besonderheiten bei Akupunktur und Moxibustion:
0,5-1 cun senkrecht nadeln

***

Gallenblase 27   wu shu

Bedeutung der Bezeichnung des Punktes:
5. Angelpunkt, Drehpunkt der Mitte

Interpretation und Kontext:
5 = Emblemzahl der Mitte (Erde), Hinweis auf Lokalisation als abdominaler Punkt der Gb-Leitbahn, aber auch auf die Indikationen; shu = eine Achse, ein Angelpunkt für eine Bewegung in zwei Richtungen. Gallenblase 27 ist ein zentraler Punkt auf dem Abdomen, Bestandteil des Dai Mai, der wie ein Gürtel alle vertikal verlaufenden Leitbahnen verbindet und den Qi-Fluß zwischen oben und unten reguliert.

Verbindungen zu anderen Leitbahnen:
Dai Mai

Energetik:
Qi in den unteren Erwärmer lenkend, Kälte, Wind, Feuchtigkeit ausleitend, die Lendengegend stärkend, die Nieren kräftigend, löst gestautes Leber-Qi, reguliert die Menses

Lokalisations-Hilfe:
3 cun unter Gallenblase 26, vor Spina iliaca anterior, 5,5 cun seitlich von Magen 28 auf der Höhe von Ren Mai 4

Indikationen:
kolikartige Bauchschmerzen, vergeblicher Stuhldrang, Spasmen, Fluor albus, zurückgezogene Hoden

Kombinationsmöglichkeiten:
+ Leber 8, Le. 3: Orchitis
+ Bei Feng (Extrapunkt): bei Schmerzen in Schulter und Wirbelsäule

***

Gallenblase 28   wei dao

Bedeutung der Bezeichnung des Punktes:
Verbindungs-Weg, der zurückgehaltene Weg

Interpretation und Kontext:
dao = Weg, Leitbahn = Dai Mai; die natürliche Verknüpfung (zwischen Dai Mai und Gallenblasen-Leitbahn) zu den unteren Extremitäten

Energetik:
Dai Mai und Xue regulierend, Feuchtigkeit ausleitend, reguliert die Eingeweide, löst stagnierendes Qi

Lokalisations-Hilfe:
0,5 cun unter Gallenblase 27

Indikationen:
Gedunsenheit im Abdomen, Wassersucht, Brechreiz, Appetitlosigkeit, Fluor, Schmerzen der Hüfte und der LWS, Erbrechen, Anorexie

***

Gallenblase 29   ju jiao

Bedeutung der Bezeichnung des Punktes:
Wohn-Kellerloch

Interpretation und Kontext:
Dieser Punkt wird sicht- und erreichbar, wenn der Patient sich niederkauert bzw. hinsetzt. Er befindet sich dann inmitten einer Knochenhöhle.

Verbindungen zu anderen Leitbahnen:
Yang Qiao Mai

Energetik:
stärkt die Lendengegend und die Beine, entspannt Muskeln und Sehnen, belebt die Nieren, macht die Luo-Gefäße durchgängig, führt das Qi in den unteren Erwärmer, vertreibt Kälte, Hitze-Leere

Indikationen:
Kraftlosigkeit, Lähmung der unteren Extremitäten, Lokalbefunde, Orchitis, Endometritis, Zystitis, Rückenschmerzen, die ins Abdomen ausstrahlen, Durchfall, Bi-Syndrome

Kombinationsmöglichkeiten:
+ Blase 17, Blase 18, Blase 20: Duodenal- und Magengeschwüre
+ Gallenblase 30, Blase 40: Wind-Nässe-Bi

***

Gallenblase 30   huan tiao

Bedeutung der Bezeichnung des Punktes:
Angelpunkt des Femurs, herumspringen, hüpfen und springen

Interpretation und Kontext:
Hinweis auf zentrale Bedeutung bei springenden und drehenden Bewegungen

Verbindungen zu anderen Leitbahnen:
Blase

Energetik:
stützt die Leber, pathogenen Wind und Kälte zerstreuend, Feuchtigkeit eliminierend, die Leitbahnen der unteren Extremitäten freimachend, kräftigt die Nieren,
einer von 9 Punkten zur Wiederbelebung des Yang-Qi

Lokalisations-Hilfe:
das untere Bein in Seitenlage gestreckt, das obere Bein gebeugt auf dem Gesäß, im
ersten Drittel einer Verbindungslinie zwischen Trochanter major und Du Mai 2

Indikationen:
Hemiplegie, Schmerzen, Gedunsenheit der unteren Extremitäten, Geschwüre,
Ischialgie, Coxarthrose, Lähmungen der Arme, Nesselsucht am ganzen Körper,
Entzündung des Hüftgelenks

Kombinationsmöglichkeiten:
+ Gallenblase 31, Leber 2: LWS-Beschwerden, in den Oberschenkel ausstrahlend
+ Gallenblase 34: bei Wind-Kälte-Nässe-Bi der unteren Extremitäten

Besonderheiten bei Akupunktur und Moxibustion:
1,5-3 cun (und mehr) senkrecht nadeln

***

Gallenblase 31   feng shi

Bedeutung der Bezeichnung des Punktes:
Marktplatz der Winde

Interpretation und Kontext:
Ein wichtiger Punkt zur Behandlung von Winderkrankungen; ebenso wie Menschen auf einem Marktplatz versammelt sich hier leicht übler Wind.

Energetik:
Wind, Feuchtigkeit, Kälte in unteren Extremitäten

Lokalisations-Hilfe:
7 cun über Kniegelenkfalte

Indikationen:
Paresen, spastische Lähmungen, Pruritus, Parästhesien am ganzen Körper, Kopfschmerzen, Entzündung der Augenregion, Neurodermitis, Hautjucken am ganzen

Körper, Schwäche, Bi-Syndrome des ganzen Körpers, Darmkollern, Schwellung des Skrotums, Lumbago

Kombinationsmöglichkeiten:
+ Magen 33: stärkt Unterschenkel und Füße

Besonderheiten bei Akupunktur und Moxibustion:
Akupressur: 1x zwischen den Fingern drücken
Erbrechen, Bauchschmerzen, Kreislaufschwäche, kalte Extremitäten

***

Gallenblase 32   zhong du

Bedeutung der Bezeichnung des Punktes:
mittlerer Abzugsgraben, Zentral-Fluß, -Graben

Interpretation und Kontext:
Gb-Leitbahn ist die mittlere der drei Yang-Leitbahnen des Fußes; der Punkt befindet sich in einer Grube zwischen den Muskeln.

Energetik:
zerstreut pathogenen Wind, Hitze klärend, entspannt Muskeln und Sehnen, aktiviert die Luo-Gefäße, schmerzstillend

Lokalisations-Hilfe:
2 cun unter Gallenblase 31, 5 cun oberhalb der Patella, zwischen den Oberschenkelmuskeln

Indikationen:
Schmerzen, Paresen, Hinterkopfschmerzen, Hemiplegie, Taubheit und Lähmung der unteren Extremitäten, Bi-Syndrome, Lumbago, Kraftlosigkeit der Beine

***

Gallenblase 33   yang guan

Bedeutung der Bezeichnung des Punktes:
Yang-Paßtor des Knies

Interpretation und Kontext:
Der Punkt befindet sich auf der äußeren (Yang-)Seite des Kniegelenks.

Energetik:
zerstreut pathogenen Wind und Kälte, entspannt Muskeln und Sehnen, aktiviert die Luo-Gefäße, schmerzstillend

Lokalisations-Hilfe:
3 cun über Gallenblase 34

Indikationen:
Schmerzen, Paresen und Beugeunfähigkeit des Kniegelenks, Knie und Bein können nicht bewegt werden, Taubheit in den Unterschenkeln, Wadenkrämpfe

Besonderheiten bei Akupunktur und Moxibustion:
Moxibustion ist kontraindiziert

***

Gallenblase 34   **yang ling quan**

Bedeutung der Bezeichnung des Punktes:
Quelle am sonnenbeschienenen Grabhügel, Quelle am Yang-Hügel (Fibula-Kopf)

Interpretation und Kontext:
Milz 9 = Quelle am Yin-Grabhügel, Grabhügel = Erde-Punkt, an der Yang-Seite; Ling = Hügel ist ein Hinweis auf die Erde, Gallenblase 34 ist der Erde-Punkt auf der Gallenblasen-Leitbahn; Quan = Quelle weist auf die Bedeutsamkeit des Punktes für die Muskeln und Sehnen hin (Hui = Versammlungs-Punkt), die über ihn wie aus einer Quelle befeuchtet und ernährt werden.

Spezifische Qualifikation:
Erde-Punkt; Hui = Versammlungspunkt für Muskeln und Sehnen
He = Meer-Punkt

Energetik:
Qi im unteren und mittleren Erwärmer kräftigend, Milz, Niere, Leber, Gallenblase fördernd, Wind, Hitze, Leber-Yang sedierend, zerstreut pathogene Nässe und Hitze, entspannt und ernährt Muskeln und Sehnen, aktiviert die Luo-Gefäße, schmerzstillend

Wenn die Le auf die Mitte geht senkt rebellisches qi ab

174

Lokalisations-Hilfe
vor und unter dem Fibulakopf

Indikationen:
Störungen der Muskelfunktionen, Flüssigkeitshaushalt, Obstipation, unwillkürlicher Harnabgang, Hepatitis, Cholezystitis, Hypertonie, IC-Neuralgie, Schmerzen im Schultergelenk, Lähmungen der unteren Extremität, psychische Störungen, Muskeldystrophie, gestrecktes Bein kann nicht gebeugt werden, Erschöpfung, Angst, Hemiplegie, Schmerzen im Hypochondrium, bitterer Mundgeschmack, ständiges Seufzen

Kombinationsmöglichkeiten:
+ Dickdarm 11: Hemiplegie
+ Milz 9 mox.: Harninkontinenz
+ Gallenblase 30, Magen 36: Bi-Syndrome (Feuernadel)

Besonderheiten bei Akupunktur und Moxibustion:
Der Patient zieht die Beine im 90-Grad-Winkel an, um diesen Punkt zu finden, bzw. der Punkt wird im Sitzen genadelt.

***

Gallenblase 35   yang jiao

Bedeutung der Bezeichnung des Punktes:
Vereinigung im Yang, Kreuzung des Yang

Interpretation und Kontext:
Kreuzung des Yang Wei Mai mit der Gallenblasen-Leitbahn

Verbindung zu anderen Leitbahnen:
Yang Wei Mai

Spezifische Qualifikation:
Xi = Spalt-Punkt des Yang Wei

Energetik:
reguliert die Gallenblase, beruhigt den Geist, entspannt Muskeln und Sehnen, regt den Blutfluß an, schmerzstillend, führt Qi nach oben, Wind, Feuchtigkeit, Kälte regulierend

175

Lokalisations-Hilfe:
7 cun über Malleolus, am Hinterrand der Fibula

Indikationen:
Beklemmungsgefühl in der Brust und im Hypochondrium, Schluckbeschwerden, kalte Hände und Füße, Lähmungsneigung der unteren Gliedmaßen, Schreckhaftigkeit, Reizbarkeit, Unsicherheit, Angst, Kniegelenksentzündung, Lähmung der Wadenmuskulatur, Gesichtsödeme, Lumbago, Epilepsie, Manie

***

Gallenblase 36   wai qiu

Bedeutung der Bezeichnung des Punktes:
äußerer Hügel

Interpretation und Kontext:
Der Punkt befindet sich auf einem fleischigen Hügel vor Gallenblase 35, er liegt außerhalb des regulären Verlaufs der Leitbahn.

Spezifische Qualifikation:
Xi = Spalt-Punkt der Gallenblasen-Leitbahn

Energetik:
fördert die Funktion von Leber und Gallenblase, zerstreut pathogene Hitze und Wind, Gifte neutralisierend

Lokalisations-Hilfe:
7 cun über Malleolus, vor Fibula, auf gleicher Höhe wie Gallenblase 36

Indikationen:
Fieber, Schüttelfrost, Verspannung der Nackenmuskulatur, Schmerzen in der Haut, Hühnerbrust der Kinder, Krampfanfälle, Erregungszustände, Druckgefühl auf der Brust, Schmerzen im Hypochondrium, Beriberi, Tollwut, Analprolaps

Besonderheiten bei Akupunktur und Moxibustion:
bei Tollwut intensive direkte Moxabehandlung (überlieferte Anwendung)

***

Gallenblase 37   guang ming

Bedeutung der Bezeichnung des Punktes:
Glanz und Licht, strahlende Helle, Leuchten

Interpretation und Kontext:
Hinweis auf Anwendung bei Augenkrankheiten, Augen = Öffner der Leber; Gallenblase 37 fördert einen klaren Geist (Shen Ming)

Spezifische Qualifikation:
Lo-Punkt der Gallenblasen-Leitbahn, Verbindung zur Leber-Leitbahn

Energetik:
vertreibt pathogene Hitze in der Leber, entspannt die Muskeln und Sehnen, Qi der Leber stützend, zerstreut pathogenen Wind und Nässe, Species öffnend, Sicht klärend, belebt den Qi-Fluß

Lokalisations-Hilfe:
5 cun über Malleolus, am Vorderrand der Fibula

Indikationen:
Affektionen des Bewegungsapparats, Spasmen, Schmerzzustände, Sehstörungen, Nachtblindheit, Krampfanfälle, Raserei, psychische Störungen, Labilität, Migräne, schlaffe Lähmungen der unteren Extremitäten, prämenstruelle Brustbeschwerden, Wechselfieber ohne Schweiß, Tollwut, Hühnerbrust der Säuglinge, Zähneknirschen, übermäßige Sekretion der Frau während des Koitus, akuter Wahnsinn, Anomalien des Fußes

Kombinationsmöglichkeiten:
+ Magen 1, Gallenblase 20: leichter Grauer Star
+ Gallenblase 1: Sehschwäche

Besonderheiten bei Akupunktur und Moxibustion:
Bei Tollwut: Wenn das Gift nicht herauskommen will mit Fieber und Schüttelfrost, brenne 3 Moxakegel auf der Bißwunde ab und ebenfalls 3 Kegel auf Gallenblase 37.

***

Gallenblase 38   yang fu

Bedeutung der Bezeichnung des Punktes:
die Stützen des Yang, dem Yang helfen

Interpretation und Kontext:
Der Punkt befindet sich auf der lateralen (Yang) Seite des Unterschenkels vor der Fibula, die traditionell Fu Gu = stützender Knochen heißt.

Spezifische Qualifikation:
Feuer-Punkt; Jing = Fluß-Punkt

Energetik:
Qi entfaltend, Kälte, Feuchtigkeit, vertreibt pathogenen Wind und Feuchtigkeit, zerstreut pathogene Hitze in der Gallenblase, harmonisiert das Shao Yang, beruhigt die Leber, löst Depressionen, schmerzlindernd

Lokalisations-Hilfe:
4 cun über Malleolus, Vorderrand Fibula

Indikationen:
Gedunsenheit der unteren Extremitäten, Achselhöhle und Hals, Kurzatmigkeit, Schluckbeschwerden, bitterer Mundgeschmack, Migräne, Labilität, Apoplexfolgen, Anorexie, Völlegefühl in Brust und Abdomen, Nackensteife, Nasenbluten, Pharyngitis, Torticollis, Hämorrhoiden, sehr hohes Fieber, geschwollene Lymphknoten, Malaria, Lumbago, übermäßiges Schwitzen

***

Gallenblase 39   xuan zhong, sui hui, jue gu

Bedeutung der Bezeichnung des Punktes:
die herabhängenden Glocken, Markvereinigung jue gu = gebrochene Knochen

Interpretation und Kontext:
Der äußere Knochen erscheint wie eine Glocke, die an diesem Punkt aufgehängt ist; im alten China trugen die Kinder häufig kleine Glocken in der Höhe von Gallenblase 39; der alternative Name weist auf seine wichtige Funktion bei Knochen- und Markerkrankungen hin.

Spezifische Qualifikation:
Hui = Versammlungs-Punkt des Markes (Sui)

Verbindungen zu anderen Leitbahnen:
Gruppen-Luo-Punkt der 3 Yang-Leitbahnen des Fußes (Ma, Bl, Gb)

Energetik:
Qi im mittleren und oberen Erwärmer entfaltend, vertreibt pathogenen Wind und Nässe, Yang senkend klärt Hitze im Mark, macht die Leitbahnen und Nebengefäße durchgängig, zerstreut pathogene Hitze in der Gallenblase

Lokalisations-Hilfe:
3 cun über Malleolus, Puls ist dort tastbar, am Vorderrand der Fibula

Indikationen:
Druckgefühle, Kontravektionen, Diarrhoe, Obstipation, 5 Arten von Miktionsstörungen, Nasenbluten, schmerzhafter Husten. Schluckbeschwerden, Schnupfen, Lähmungen, Raserei, Tortikollis, heißer Kopf und kalte Füße, Inkoordination nach Apoplex, Schwellung in der Achselhöhle, Ängstlichkeit, heftiger Ärger, Anorexie, Beriberi, Knochen-Tbc, Anomalien der Füße, spezifische Wirkung auf die Bildung der Leukozyten, anregende Wirkung auf die Kallusbildung nach Frakturen, juckende Ekzeme, Fistelbildungen

Kombinationsmöglichkeiten:
+ Gallenblase 2O: Rückgratverkrümmungen
+ Magen 38, Magen 42: Schwäche der Füße
+ Magen 44: Spannungsgefühl in der Leibesmitte
+ Blase 60, Gallenblase 40 (Moxa): Fußgelenksschmerzen

***

Gallenblase 40   qiu xu

Bedeutung der Bezeichnung des Punktes:
das Feld am Hügel, Ruine am Hügel, ödes Land

Interpretation und Kontext:
Hinweis auf lokale Begebenheiten (Hügel = Malleolus, Ruinen = vielfältige Erhebungen und Vertiefungen am Fußrücken); ein Hinweis auch auf die belebende Kraft von Gallenblase 40 bei großer körperlicher und geistiger Erschöpfung (aufgrund seiner Beziehung zum Yuan-Qi).

Spezifische Qualifikation:
Yuan = Ursprungs-Punkt

Energetik:
Fülle von Leber und Gallenblase lösend, vertreibt pathogene Nässe-Hitze aus Leber und Gallenblase, macht die Gelenke geschmeidig, korrigiert gegenläufiges Qi der Gallenblasen-Leitbahn

Lokalisations-Hilfe:
vor und unterhalb des Malleolus, 3 cun über Gallenblase 41

Indikationen:
Fieber, Kontravektionen, Wadenkrämpfe, Cholezystitis, Lymphknotenentzündungen in der Achselhöhle, Depression und Ängstlichkeit, Spasmen, Migräne, Apoplexfolgen, Lähmungen der unteren Extremitäten, Fußanomalien, Lumbago, Malaria, Nackenschmerzen, Erbrechen, saures Aufstoßen, Sehschwäche, allgemeine Erschöpfung, Kontravektionen durch Kälte, Neigung zu Spasmen

Kombinationsmöglichkeiten:
+ Milz 5, Magen 41: Fußschmerzen

Besonderheiten bei Akupunktur und Moxibustion:
schräge Nadelung zum Fuß

$$* * *$$

Gallenblase 41   zu ling qi

Bedeutung der Bezeichnung des Punktes:
am Rand der Tränen, tränenüberströmt am Fuß (siehe Gallenblase 15!)

Interpretation und Kontext:
Hinweis auf die Anwendung bei Augenkrankheiten

Spezifische Qualifikation:
Holzpunkt; Ben-Punkt Shu = Strom-Punkt; Konfluenzpunkt für den Dai Mai

Verbindungen zu anderen Leitbahnen:
Dai Mai-Einschaltpunkt
Yang Wei Mai-Koppelungspunkt zu Sanjiao 5

Energetik:
Fülle von Leber und Gallenblase zerstreuend, Furcht besänfigend, pathogenen Wind zerstreuend, Feuer kühlend, Schleim auflösend, das Sehen verbessernd, die Hirnfunktion kräftigend

Lokalisations-Hilfe:
auf dem Fußrücken in einer Mulde zwischen dem 4. und 5. Metatarsalknochen, lateral der Sehne des Streckmuskels vom kleinen Zeh, 1,5 cun oberhalb von Gallenblase 43

Indikationen:
Gleichgewichtsstörungen, Drehschwindel, Schläfen- und Hinterkopfschmerz, Bindehautentzündungen, Mastitis, umherwandernde Schmerzen, Schwerhörigkeit, Laktationsstörungen, Dysmenorrhoe, Ängstlichkeit, Depressionen, Druckgefühl auf der Brust, Atemnot, Schmerzen im Hypochondrium, Amenorrhoe, exzessive Sekretion der Frau während des Koitus

Kombinationsmöglichkeiten:
+ Gallenblase 20, Magen 40: Kopfschmerzen und Schwindel
+ Milz 6, Ren 3: ausbleibende Regel
+ Magen 44: Aufblähung des unteren Abdomens

∗∗∗

Gallenblase 42   di wu hui

Bedeutung der Bezeichnung des Punktes:
5. Versammlungsort der Erde

Interpretation und Kontext:
Ein Hinweis auf die 5 Zehen, die Kontakt mit dem Erdboden haben. Die üblen Einflüsse (Xie Qi) der Erde können über die Zehen in den Körper eindringen. Dieser Punkt ist ein besonders wichtiger Punkt zur Regulierung des Säftehaushalts und der Feuchtigkeit. Die Zahl 5 als Emblemzahl der Erde vertieft obige Beziehung noch.

Energetik:
löst pathogene Hitze, verbessert das Sehen und Hören, macht die Gallenblase durchgängig

Lokalisations-Hilfe:
0,5 cun vor Gallenblase 41, mediale Seite des Kleinzehenmuskel; 1 cun oberhalb der „Schwimmfalte" zwischen 4. und 5. Zehe

Indikationen:
Schmerzen in Lendenregion und Achsekhöhle, Augen- und Ohrenerkrankungen, Konjunktivitis, Tinnitus, Mastitis, Lumbago, Fußödeme, Bluterbrechen durch innere Verletzungen

Kombinationsmöglichkeiten:
+ Magen 36: Tinnitus und Lendenschmerzen
+ Gallenblase 37: Jucken der Augen
Keine Moxibustion!

***

Gallenblase 43   jia xi

Bedeutung der Bezeichnung des Punktes:
der eingezwängte Wasserlauf, Talschlucht

Interpretation und Kontext:
xia = eingezwängt = Lokalisation. Der Punkt befindet sich in einer Vertiefung zwischen dem 4. und 5. Zeh, proximal der Grenze der „Schwimmfalte". An dieser Stelle ist der Qi-Fluß schmal, einem kleinen Wasserlauf ähnlich.

Spezifische Qualifikation:
Wasser-Punkt; Ying = Bach-Punkt

Energetik:
Qi der Mitte stützend, Feuchtigkeit, Wind vertreibend, Hitze klärend, Krämpfe beruhigend, entzündungshemmend, schmerzstillend

Lokalisations-Hilfe:
s.o.

Indikationen:
Druckgefühl in der Brust, umherwandernde Schmerzen, blutiger Auswurf, Augen-schmerzen, Drehschwindel, kalte Extremitäten, Schweißlosigkeit, Mangel an Entschlußkraft, Schlaflosigkeit mit Gedankenfluß, psychische Schwäche,

Fernpunkt Schläfe, Migräne, Tinnitus, Taubheit, Konjunktivitis, Zehenkrämpfe, ICR-Neuralgien, Ödeme der Beine, Hypertonus, alle Hitzekrankheiten, Weinerlichkeit, Blutspucken, Manie, Amenorrhoe, Brustabzesse, Arthritis, PCP

Besonderheiten bei Akupunktur und Moxibustion:
schräg nach oben nadeln

***

Gallenblase 44   zu qiao yin

Bedeutung der Bezeichnung des Punktes:
ins Yin eindringen lassend, Fuß-Portal des Yin

Interpretation und Kontext:
siehe Gallenblase 11; qiao = Portal = Öffner = Sinnesorgane als äußere Portale des Yin, der Speicherorgane

Spezifische Qualifikation:
Metall-Punkt; Jing = Brunnen-Punkt

Energetik:
Leber und Gallenblase stützend, Wind, löst stagnierendes Leber-Qi, klärt pathogenes Feuer der Gallenblase, zerstreut Hitze und Wind

Lokalisations-Hilfe:
Außenseite 4. Zeh, Nagelwinkel

Indikationen:
heiße Hände und Füße, steife Zunge, undeutliche Rede, Unruhe, Kopfschmerzen, Augenschmerzen, Schwerhörigkeit, Alpträume, Asthma, Pleuritis, Traurigkeit, Schweißlosigkeit, Stimmungsschwankungen, Karbunkel am Rumpf

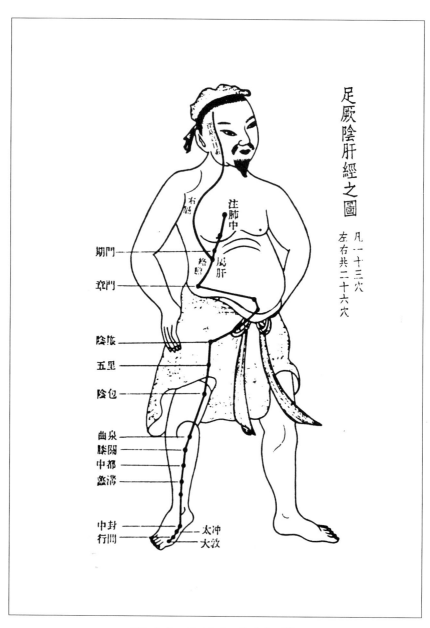

足厥陰肝經之圖

凡一十三穴
左右共二十六穴

期門—

章門—

陰廉—

五里—

陰包—

曲泉—
膝關—
中都—
蠡溝—

中封—
行間—

注肺中

右
肋

絡
腸

屬
肝

太冲
大敦

Die Leber-Leitbahn Fuß Jue Yin

7.2 Leber-Leitbahn

(Zu Jue Yin - Gan Jing)

Charakteristisch:

Hypertonie, Hauterkrankungen, Leber-Symptome, Schwächegefühl der unteren Extremitäten, Genitalerkrankungen, Harninkontinenz, trockener Rachen, Diarrhoe und Obstipation, Hernien-Schmerzen, Menstruationsstörungen, Flimmern vor den Augen, Scheitelkopfschmerz

Leber 1   da dun

Bedeutung der Bezeichnung des Punktes:
die große Schale, der große Haufen; ehrlich und aufrichtig, sehr zuvorkommend

Interpretation und Kontext:
Angehäufte, nicht bewegte Erde; Leber 1 ist der Holzpunkt einer Holz-Leitbahn; Holz kontrolliert Erde, d.h. dieser Punkt kann angehäufte Erde bewegen und zerstreuen. Der Name des Punktes erinnert an diese Funktion. Die Tugend der Erde ist Xin = Vertrauen, Treue, so daß auch eine üppige Erde im sozialen Bereich über diesen Punkt gebändigt werden kann im Sinne von Anhänglichkeit, Nachgiebigkeit und Vertrauensseligkeit. Zudem erinnert die Lokalisation des Punktes am dicken Fleisch des großen Zehs an einen „großen Haufen".

Spezifische Qualifikation:
Holz-Punkt; Ben-Punkt; Jing = Brunnen-Punkt

Energetik:
Qi und Xue kräftigend, Wind zerstreuend, Chong Mai und Ren Mai regulierend, fördert das Qi von Leber und Gallenblase, richtet gegenläufiges Qi, harmonisiert Qi und Xue, klärt den Geist, öffnet die Sinne. Phänomene der Trennung und der Verbindung zwischen Yin und Yang, das Yin wird nach oben in Bewegung gebracht.

Lokalisations-Hilfe:
0, 1 cun lateral des Nagelfalzes der großen Zehe

Indikationen:
Yin-Leere-Kopfschmerz, übermäßige Blutungen oder ausbleibende Regel, Schmerzen in den Geschlechtsorganen, Atrophie der Genitalien, Enuresis der

Erwachsenen und der Kinder, Harnverhaltung, Kryptorchismus, Priapismus, kontrahierter Penis, eingezogenes Skrotum, Schmerzen in der Penisspitze, Gonorrhoe, Diabetes, Schmerzen in der Vagina beim Koitus, Prostataschwellung, plötzliche Ohnmachten, Krampfanfälle, Sehstörungen, Stoffwechselentgleisungen, Uterusprolaps, Müdigkeit, Erschöpfung, eiskalter Körper

Kombinationsmöglichkeiten:
+ Ren 4: Nieren-Yang steigt nach oben
+ Pericard 9 (Gegenseite, dann Leber 1): Ohrensausen
+ Niere 6: blutig bei Harnverhaltung
+ Du 1: Schmerzen im Dünndarm

Besonderheiten bei Akupunktur und Moxibustion:
Moxibustion verboten in der Gravidität und im Wochenbett

* * *

Leber 2   xing jian

Bedeutung der Bezeichnung des Punktes:
der Zwischenraum des Gehens, Wandlung im Zwischenraum, Zwischenraum der Wandlung (-Feuer)

Interpretation und Kontext:
xing = gehen, bewegen = Hinweis auf bewegende Wirkung des Punktes; jian = lokal blockiertes Leber-Qi kann über diesen Punkt gelöst und die Wandlung zum Feuer angeregt werden. Xing heißt auch Gehen, Durchgang und suggeriert die Wirkung auf Gangstörungen.

Spezifische Qualifikation:
Feuer-Punkt; Yin = Bach-Punkt

Energetik:
Leber stützend, Xue haltend, Wind auslöschend, zerstreut pathogene Hitze in der Leber, Xue kühlend, den unteren Erwärmer regulierend, stagnierendes Leber-Qi lösend

Lokalisations-Hilfe:
0,5 cun zwischen großen und 2. Zeh, proximal der Grenze der „Schwimmfalte"

Indikationen:
siehe Leber 1, Fluor albus, starker Durst, Reizbarkeit, Apoplex, Paresen und Krämpfe, Schlaflosigkeit, Hypertonie, Commotio, endokrine Störungen, Spasmolyse, Erschöpfung, Unzufriedenheit, Seufzen, Ohnmacht, Krampfzustände, Pollakisurie, Inkontinenz, Erbrechen durch gegenläufiges Qi, krankhafter Durst, Wutausbrüche, aschfahle Gesichtsfarbe, Metrorrhagie, starke Angstzustände, Irrereden, Eiseskälte in den Extremitäten, Weinkrämpfe

Kombinationsmöglichkeiten:
+ Blase 1: Nachtblindheit
+ Nie 1: übermäßiger Durst, z.B. bei Diabetes
+ Gallenblase 30 ton., Gallenblase 31 sed.: Schmerzen in der Nierengegend, in den Fuß ausstrahlend
+ Magen 36, Blase 62, Blase 61: Fußschmerzen, die ins Knie ausstrahlen
+ Gallenblase 20, Dickdarm 4: Glaukom
+ Leber 3: ausgetrocknete Kehle mit starkem Durst

✸✸✸

Leber 3   tai chong

Bedeutung der Bezeichnung des Punktes:
die mächtige Troßstraße, Hauptverkehrsstraße

Interpretation und Kontext:
Chong Mai ist das Meer des Blutes, die Leber speichert das Blut; das Su Wen bezeichnet Tai Chong als die Stelle, an der der Chong Mai und die Nierenleitbahn eine große Fülle aufweisen. Bewegung des Yuan-Qi über diesen Yuan-Punkt der Leber-Leitbahn, somit die wichtigste Durchgangsstraße für Qi und Xue auf der Leberleitbahn. Hier stoßen angeborenes (Nieren) und erworbenes Vermögen (Milz) aufeinander.

Spezifische Qualifikation:
Erde-Punkt; Yuan-Punkt; Shu = Strom-Punkt
einer der 12 Himmelsstern-Punkte nach Magen Da Yang (besondere Wirkung auf alle Erkrankungen des Kopfes)

Energetik:
Leber und Gallenblase stützend, Xue haltend, Leber-Yang harmonisierend, verbessert das Sehvermögen, fördert die Qi- und Xue-Zirkulation, zerstreut pathogene Hitze und Nässe, Xue nährend, tonisiert das Leber-Yin

Lokalisations-Hilfe:
1,5 cun hinter Grundphalanx der Großzehe in einer Vertiefung, in der ein Puls zu tasten ist

Indikationen:
wie Leber 2, dazu: Leere des Leber-Yang, Blockaden des Xue, Saitenpuls, Tonisierung des Leber-Yin, anhaltende gynäkologische Blutungen, Atrophie der Genitalien, Schreckhaftigkeit, Spasmen, Verkleinerung der Brüste nach dem Wochenbett, Müdigkeit mit Reizbarkeit und Kälte, Schlaflosigkeit, Furcht, Krampfzustände, Sensibilitätsverlust der Fingerspitzen, Alpträume, grünliche Gesichtsfarbe, geschwollene Lippen, Herpes labialis, Muskelschmerzen im Bein, chronische Angstzustände, Geschwüre und Fisteln
Fernpunkt für das Schädeldach

Kombinationsmöglichkeiten:
+ Dickdarm 4: Verstopfung der Nase, Schulterschmerzen; als die „4 Tore" zur allgemeinen Aktivierung des Qi bei psychischen Erkrankungen
+ Dickdarm 10: Hypertonie
+ Blase 18, le 6, Gallenblase 38: Hypertonie
+ Milz 6: Abortauslösung, Regelstörungen
+ Dickdarm 4, Gallenblase 41: entzündete Augen
+ Magen 36, Leber 4: Gehen ist unmöglich
+ Herz 7: Stumpfsinn
+ Ren 8 (Moxa), Milz 6: wässrige Diarrhoe

***

Leber 4   **zhong feng, xuan quan**

Bedeutung der Bezeichnung des Punktes:
mittlerer Altar = Lokalisation zwischen zwei Sehnen, die blockierte Mitte, mittlerer Hügel, oder: Quelle der Ängstlichkeit

Interpretation und Kontext:
stellt die Kontrolle über die Erde wieder her, Tonisierung des Leber-Yang durch die Dickdarm-Energie; Hinweis auf die Lokalisation des Punktes in der Mitte zweier Sehnen vor dem inneren Knöchel. Der Alternativname deutet auf die Anwendung von Leber 4 bei neurologischen Zuständen hin.

Spezifische Qualifikation:
Metall-Punkt; Jing = Fluß-Punkt

Energetik:
zerstreut pathogene Hitze, Fülle der Leber senkend, fördert den Fluß des Leitbahn-Qi

Lokalisations-Hilfe:
1 cun vor Malleolus internus, zwischen 2 Sehnen, in der Mitte zwischen Milz 5 und Magen 41

Indikationen:
Schmerzen in der Nabelregion, leichter Ikterus, Müdigkeit, Kraftlosigkeit, Kryptorchismus, Samenverluste, 5 Arten von Miktionsstörungen, Pessimismus, Kontrakturen, Unfruchtbarkeit durch Samenmangel, kalte Füße, Harnverhaltung durch Verkrampfung der Blasenmuskulatur, Retraktion der männlichen Genitalien, Schwellung des Unterleibs, Laufunfähigkeit

Kombinationsmöglichkeiten:
+ Blase 18: akute Hepatitis
+ Leber 3: Gehprobleme
+ Niere 14: trommelähnliches Abdomen

***

Leber 5   li gou

Bedeutung der Bezeichnung des Punktes:
Kanal des Holzwurms

Interpretation und Kontext:
Kanal = Lo-Nebenleitbahn von hier aus zur Gallenblasen-Leitbahn

Spezifische Qualifikation:
Lo-Punkt

Energetik:
Qi der Leber zur Entfaltung bringend, zerstreut pathogene Hitze und Nässe

Lokalisations-Hilfe:
5 cun über Malleolus, am seitlichen Tibiarand

Indikationen:

Hernienschmerzen, Völlegefühl im Bauch, Aufstoßen, Klumpengefühl unter Nabel, plötzliche Schmerzen in Unterleib und Genitalien, Blutungen und Fluor albus, Uterusprolaps, Impotenz, unwillkürliche Erektionen, Ängstlichkeit und Verwirrtheit, gedrückte Stimmung, Durchblutungsstörungen der unteren Extremität, Melancholie, Energiemangel, man kann das Bein nicht biegen, Kloßgefühl im Hals, Besorgtheit, Steingefühl im unteren Abdomen, verkrampfter Rücken

Kombinationsmöglichkeiten:

+ Leber 8, Leber 3: Orchitis

***

Leber 6   zhong du

Bedeutung der Bezeichnung des Punktes:
mittlere Stadt, zentrale Hauptstadt

Interpretation und Kontext:
Hinweis auf übergeordneten Stellenwert des Xi-Punktes, an dem sich Qi und Xue versammeln wie die Bewohner einer Stadt; zudem befindet sich Leber 6 in der Mitte der Tibia in einer Vertiefung (=Spalte).

Spezifische Qualifikation:
Xi = Spalt-Punkt

Energetik:
Xue regulierend, bewegt das Leber-Qi, macht Leitbahnen und Nebengefäße durchgängig, fördert die Qi- und Xue-Zirkulation, schmerzlindernd

Lokalisations-Hilfe:
2 cun über Leber 5, 7 cun über Malleolus, Mitte der Tibia

Indikationen:
Verdauungsstörungen, kalte Unterschenkel, Ausscheidungsstörungen, Blutungen, man kann das Bein nicht strecken, Diagnostik von Lebererkrankungen, Stoffwechselerkrankungen, Metrorrhagien, nach der Geburt hört der Wochenfluß nicht auf, Kälte und rheumatische Schmerzen der Unterschenkel, entspricht im Zyklus der Wirkung des ersten, des Follikelhormons

***

Leber 7   xi guan

Bedeutung der Bezeichnung des Punktes:
Paßtor des Knies, Knie-Schranke

Interpretation und Kontext:
Der Punkt liegt in der Nähe des Knies. Über ihn wird seine energetische Versorgung mit Qi und Xue reguliert.

Energetik:
pathogenen Wind zerstreuend, macht Leitbahnen durchgängig, schmerzstillend, harmonisiert die Funktion der Gelenke

Lokalisations-Hilfe:
1 cun hinter Milz 9, 2 cun unter dem inneren „Knieauge"

Indikationen:
wandernde Schmerzen, Angina, Kniegelenksentzündungen, Pharyngitis, starke wiederkehrende Kopfschmerzen

Kombinationsmöglichkeiten:
+ Nei Xi Guan (inneres Knieauge): Kniegelenksentzündung mit Unfähigkeit zu laufen

***

Leber 8   qu quan

Bedeutung der Bezeichnung des Punktes:
Quelle an der Krümmung

Interpretation und Kontext:
Hinweis auf die Qualifikation durch die Wandlungsphase Wasser; man findet den Punkt am Ende der Querfalte, die entsteht, wenn der Patient das Bein anwinkelt.

Spezifische Qualifikation:
Wasser-Punkt; He = Meer-Punkt

Energetik:

Qi der Leber stützend, Xue regulierend, Wind, fördert die Qi- und Xue-Zirkulation, zerstreut pathogene Hitze und Nässe, löst die Blase, leitet Leber-Feuer ab, befreit den unteren Erwärmer, entspannt Muskeln und Sehnen

Lokalisations-Hilfe:

mediale Kniegelenksfalte bei Beugung des Knies

Indikationen:

Miktionsstörungen, wandernde Schmerzen, Spasmen, Paresen, Schwindel, Sehstörungen (unklares Sehen) mit Lichtempfindlichkeit, Nasenbluten, Neoplasien im Unterleib der Frau, Klumpengefühl im Bauch, Raserei, Impotenz, Uterusprolaps, Unruhe zu Beginn einer Geisteskrankheit (Ling Shu, Kap. 22), Müdigkeit, Reizbarkeit, Exzesse, Sterilität, ätzender Durchfall, Schwellung der Geschlechtsteile, Jucken der Genitalien, wässriger Durchfall, Schweißlosigkeit bei hohem Fieber (Aconitum), stimuliert Progesteron-Bildung

Kombinationsmöglichkeiten:

+ Leber 12, Milz 6: Hernienschmerzen
+ Niere 6, Leber 1: Uterusprolaps
+ Leber 2: Harnverhaltung, Penisschmerzen
+ Blase 11: Wind-Bi, Schwäche der Extremitäten

***

Leber 9   yin bao

Bedeutung der Bezeichnung des Punktes:

Lauf des Yin, Yin-Blase, Hülle des Yin

Interpretation und Kontext:

bao = Lauf, aber auch Blase, Hinweis auf die Wirksamkeit des Punktes bei Blasenerkrankungen; Hinweis auch auf den Uterus und seine Erkrankungen (umhüllter Palast); alle 3 Yin-Leitbahnen des Fußes sowie alle Erkrankungen des Abdomen fallen unter den Wirkungsbereich dieses Punktes.

Energetik:

Qi und Xue im unteren Erwärmer harmonisierend, reguliert Chong Mai und Ren Mai, zerstreut pathogene Hitze und Nässe im unteren Erwärmer

Lokalisations-Hilfe:
4 cun über Epicondylis femuris, Vertiefung hinter dem Sartoriusmuskel

Indikationen:
Miktionsstörungen, Regelstörungen, Menstruationskrämpfe, Spasmolyse, Kräftigung des Allgemeinzustands, Neuralgien, alle Schmerzen im Unterleib, Sakralschmerzen, die in den Unterleib ausstrahlen

***

Leber 10   zu wu li

Bedeutung der Bezeichnung des Punktes:
Heimat der 5 am Fuß, der 5. Weiler

Interpretation und Kontext:
5 = Zentrum, zentrale Bedeutung für die Yang-Energie der 5 Speicherorgane und des Zentrums, auch als zentrale Schaltstelle, die Mitte Li = das Innere: Dieser Punkt steht in Verbindung mit der Energie aller Speicherorgane.
– wie Dickdarm 13 (dieser heißt auch Da Ji = Großes Verbot) und Pericard 8 –, verboten zu stechen wegen nachhaltiger Entleerung des Qi-Potentials aller Zang-Organe (vgl. Ling Shu, Kap. 60)!

Energetik:
Mitte regulierend, Feuchtigkeit, macht Leitbahnen und Nebengefäße durchgängig, zerstreut pathogene Hitze und Nässe im unteren Erwärmer, entspannt die Muskeln und Sehnen

Lokalisations-Hilfe:
3 cun unter Magen 30, Puls ist tastbar

Indikationen:
anhaltende Wind-Leiden mit Depressionen, Völlegefühl im Bauch, vergeblicher Harndrang, Müdigkeit nach Infekten, Schwäche der Extremitäten, Juckreiz am Skrotum

***

Leber 11   yin lian

Bedeutung der Bezeichnung des Punktes:
die Yin-Paßenge, Yin-Winkel, am Rande des Yin

Interpretation und Kontext:
Dieser Punkt befindet sich auf der Innen-(= Yin-)Seite des Beines in der Leistengegend, an der unteren Grenze des Schambeins. Die Genitalien (Yin-Organe) liegen in unmittelbarer Nähe von Leber 11.

Energetik:
fördert die Qi- und Xue-Zirkulation, Geburt erleichternd, reguliert Chong Mai und Ren Mai, entspannt Muskeln und Sehnen

Lokalisations-Hilfe:
2 cun unter Magen 30, 1 cun oberhalb von Leber 10

Indikationen:
Regelstörungen, erschwerte Geburt, Sterilität (3x moxen), Leukorrhoe, Juckreiz der Genitale, Schmerzen im Oberschenkel

Besonderheiten bei Akupunktur und Moxibustion:
Das Zhen Jiu Da Cheng (1601 n. Chr.) empfiehlt 3 Moxakegel direkt über diesem Punkt abzubrennen bei unfruchtbaren Frauen, die noch keine Kinder hatten.

***

Leber 12   ji mai

Bedeutung der Bezeichnung des Punktes:
der erregte Puls

Interpretation und Kontext:
Lokalisation; ein erregter Puls entsteht hier, wenn die Leberleitbahn von schädigender Kälte getroffen ist.

Energetik:
Yin der Niere und Leber stützend, Wind, macht Leitbahnen und Nebengefäße durchgängig, zerstreut pathogene Kälte

Lokalisations-Hilfe:
1 cun unter Schambeinkamm, 2,5 cun von Mittellinie, 2 cun unterhalb von Magen 30, etwas nach außen, Puls ist tastbar

Indikationen:
Epilepsie, Sodbrennen, Erbrechen, Schmerzen im Glied, Uterusprolaps, Müdigkeit, Kopfschmerzen

Besonderheiten bei Akupunktur und Moxibustion:
Nadelung sinnlos, da Kälte-Leere-Befunde
Cave: A. femoralis!

***

Leber 13   zhang men

Bedeutung der Bezeichnung des Punktes:
dekorierte Pforte, Kampferholz-Tür

Interpretation und Kontext:
zhang = Kampferlorbeer-Baum, ein traditionell sehr wertvoller Baustoff. Holz erreicht hier die Erde; Pforte = Rippenbogen, die Speicherorgane liegen am/unter dem Rippenbogen, deshalb auch Hui-(= Versammlungs-)Punkt für alle Speicherorgane. Beide Holz-Leitbahnen (Leber und Gallenblase) vereinigen sich hier: fürwahr ein wertvolles Holz-Tor!
Leber 13 befindet sich zudem am Eingang zur Bauchhöhle.

Spezifische Qualifikation:
Mu = Konzentrationspunkt der Milz; Hui = Versammlungs-Punkt der 5 Zang-Organe

Verbindungen zu anderen Leitbahnen:
Dai Mai, Gallenblasen-Leitbahn

Energetik:
Stagnierendes Leber-Qi lösend, die Milz stützend, Qi in Lunge und Niere führend, reguliert die Zang-Organe

Lokalisations-Hilfe:
Ende 11. Rippe, der Patient liegt auf der Seite und winkelt das obere Bein an, 2 cun über dem Nabel und 6 cun nach außen von der Mittellinie

Indikationen:
Völlegefühle, Brustschmerzen, Durst, fehlender Appetit, Durchfälle, Ausscheidung trüben Urins, Müdigkeit, Kräftigung, Mangel an Entschlußkraft, Ikterus, Abmagerung, Knotenpuls, allgemeine Yin-Schwäche, spröde Wirbelsäule, Trommelbauch, alle Formen von Akkumulationen und Verhärtungen (Tumore), Harnverhaltung der schwangeren Frau bei Druck des Fetus, chronische Malaria, Milzschwellung, Fettleber

Kombinationsmöglichkeiten:
+ Leber 14, Blase 21: Schwellungen von Milz und Leber bei Bilharziose
+ Blase 20, Magen 25, Magen 36: chronische Enteritis
+ Milz 3, Niere 6: hartnäckige Verstopfung

Besonderheiten bei Akupunktur und Moxibustion:
schräg nach unten nadeln
Cave: Leberverletzung bei zu tiefer Nadelung des rechten Zhang Men

***

Leber 14   qi men

Bedeutung der Bezeichnung des Punktes:
Pforte der Periode (Zyklus). „Qi" heißt hier nicht „Energie"!

Interpretation und Kontext:
Ein- und Ausgang des Qi, letzter Punkt vor Neubeginn des Zyklus bei Lunge 1; Qi Men ist ein hoher Offiziersrang in der alten chinesischen Armee, vergleichbar einem General. Die Leber hat die Funktion eines militärischen Führers im menschlichen Organismus, Leber 14 als Mu-Punkt der Leber weist auf eine direkte Verbindung zum General in uns hin.

Spezifische Qualifikation:
Mu = Konzentrations-Punkt der Leber

Verbindungen zu anderen Leitbahnen:
Milz, Dai Mai

Energetik:
Qi der Leber lösend, Xue kühlend, zerstreut pathogene Hitze, fördert die Qi- und Xue-Zirkulation, stärkt Milz und Magen, schleimlösend, zerstreut Hitze im Uterus

Lokalisations-Hilfe:
1,5 cun unter Brustwarze zwischen 6. und 7. Rippe, 3,5 cun lateral von Ren 14

Indikationen:
Hitze im Thorax, Fieber, Diarrhoe, Krämpfe im Unterbauch, Palpitationen, Schwindel, wäßriges Erbrechen nach Nahrungsaufnahme, harte gespannte Bauchdecke, Schlaflosigkeit, Unruhe, Schwellung der Brust vor der Regel, Malaria, Enuresis, Schluckauf, Beschwerden nach der Geburt, Heißhunger trotz schwieriger Verdauung, Peritonitis, Pleuritis, Plazentaretention, Hepatitis

Kombinationsmöglichkeiten:
+ Dickdarm 7: Nackensteifigkeit
+ Magen 36: Schweißlosigkeit trotz Fieber
+ Blase 23 (5 Moxa): Vaginalschmerzen beim Geschlechtsverkehr
+ Blase 17, 18, Magen 36 (Moxa): ICR-Neuralgien
+ Leber 1: geschwollene Leistengegend
+ Leber 4, Gallenblase 34: Hepatitis

Besonderheiten bei Akupunktur und Moxibustion:
schräg nach außen nadeln
Cave: Leberpunktion!
Bei nachgeburtlichen Problemen: 5 direkte Moxen

8. Literaturverzeichnis

Aschner, B.: Lehrbuch der Konstitutionstherapie, Stuttgart 1986

Baba Hari Das: Ayurveda-Yoga der Gesundheit, Zürich 1986

Bachmann, G.: Die Akupunktur, eine Ordnungstherapie, Ulm 1958

Bingen, Hildegard v.: Ursachen und Behandlung der Krankheiten, Ulm 1955

Blofeld, J.: Das Geheime und Erhabene, Scherz-Verlag, München 1974

Braun, H.: Heilpflanzen-Lexikon für Ärzte und Apotheker, Stuttgart 1981

Chrubasik, S. u. J.: Kompendium der Phytotherapie, Stuttgart 1983

Clogstown-Willmott, J.: Gesund mit chinesischer Medizin und westlicher Astrologie, Stuttgart 1986

Connelly, Dianne: Traditionelle Akupunktur: Das Gesetz der 5 Elemente, Plejaden-Verlag, 1988

Das neue Chinesisch-Deutsche Wörterbuch (Xin Han De Ci Dian), China 1985

Dierbach, J. H.: Die Arzneimittel des Hippokrates, Hildesheim 1969

Dioskurides: Arzneimittellehre, Stuttgart ca. 1900

East Asian Medical Studies Society: Fundamentals of Chinese Medicine, Paradigm Publications, 1985

Eberhard, Wolfram: Lexikon chinesischer Symbole, Köln 1985

Ellis/Wiseman/Boss: Fundamentals of Chinese Acupuncture, Paradigm Publications, 1988

Ellis/Wiseman/Boss: Grasping the Wind, Paradigm Publications, 1989

Engler, Friedrich K.: Die Grundlagen des I-Ching, Aurum Verlag, Freiburg i. Brsg. 1987

Fazzioli, E.: Gemalte Wörter, Bergisch-Gladbach 1987

Fisch, Guido: Der Lebermeridian, 1984, Verlag Tung Ch'uan Yi

Flaws, B. and Wolfe, H.: Prince Wen Hui's cook-Chinese Dietary Therapy, Paradigm Publications, 1983

Fuchs, L.: Heilkräuterbuch, Basel 1543

Galenus: Die Kräfte der Nahrungsmittel, Stuttgart 1948

Giles, H.: A Chinese-English Dictionary, Shanghai 1912, reprinted in Taiwan 1978

Granet, Marcel: Das chinesische Denken – Inhalt, Form, Charakter, München 1963

Grusche/Maenecke: Heilpflanzen, Minden 1979

Hering, C.: Condensed Materia Medica, New Dehli 1983 (reprint)

Homann: Die Körpergottheiten im Huang Ting Jing, 1971, EV

Hübotter, F.: Beiträge zur Kenntniss der chinesischen sowie der tibetisch-mongolischen Pharmakologie, Wien 1913

Ibn Sina: Heilmittel der Araber, Freiburg 1845

Joachim, H.-J.: Papyrus Ebers – das älteste Buch der Heilkunde, Berlin 1890/1973

Ki Sunu: The Canon of Acupucture (Ling Shu, Kap. 1-40), Los Angeles 1985

Klein, Heinz: Die Esoterik der Medizinphilosophie Chinas, Burgdorf Verlag, Göttingen 1986

Lad, V., Frawley, D.: Die Ayurweda- Pflanzenheilkunde, Durach 1988

Lade, Arnie: Acupuncture Points – Images and Functions, Eastland Press, 1989

Larre, Claude, and Rochat de la Vallee, Elisabeth: The Secret Treatise of Spiritual Orchid (Su Wen, Chapter 8), International Register Of Oriental Medicine (IROM), Sussex 1987

Legge, James: The Text of Taoism, Part I, Dover Publications, 1962

Lu, Henry C.: A Complete Translation of The Yellow Emperor's Classic of Internal Medicine and the Difficult Classic, Vancouver 1978

Lu, Henry C.: Chinese System of Food Cures, Sterling Publishing Co, New York 1986

Lu Gwei-Djen u. Joseph Needham: Celestial Lancets, Cambridge University Press, Cambridge

Maciocia, G.: The Foundations of Chinese Medicine, London 1989

Madaus, G.: Lehrbuch der biologischen Heilmittel, Leipzig 1983

Mathews: Chinese-English Dictionary, Cambridge 1979

Matsomota/Birch: Hara Diagnosis-Reflection on the Sea, Paradigm Publ. 1988

Messegue, M.: Das Messegue-Heilkräuter-Lexikon, Paris 1975

Ming, W.: Handbuch der chinesischen Pflanzenheilkunde, Freiburg 1978

Müller, I.: Die pflanzlichen Heilmittel bei Hildegard v. Bingen, Salzburg 1982

Nadkarni, K. M.: Indian Materia Medica, Bombay

Noll, A.: Handbuch der Phytotherapie, MZ-Verlag 1990

Omura, Y.: Acupuncture Medicine, Japan 1982

Paulus/Yu He: Handbuch der traditionellen chinesischen Heilpflanzen, Heidelberg 1987

Porkert, M.: Klinische chinesische Pharmakologie, Heidelberg 1978

Porkert, Manfred: Greifbarkeit und Ergriffensein: Das Körperverständnis in der chinesischen Medizin, in: Eranos Jahrbuch, 1984

Porkert, Manfred: The Theoretical Foundations of Chinese Medicine, MIT-Press, 1982

Porkert/Hempen: Systematische Akupunktur, München-Wien-Baltimore 1985

Reid, D. P.: Chinesische Naturheilkunde, Wien 1988

Requena, Y.: Terrains and Pathology in Acupuncture, Paradigm Publications, 1986

Review Of Oriental Medicine, IROM, ab 1987, London (Zeitschrift)

Rüdenberg, W.: Chinesisch-Deutsches Wörterbuch, Hamburg 1936

Schnorrenberger, Claus: Klassische Akupunktur Chinas, (Ling Shu), Stuttgart 1974

Schnorrenberger, Claus: Lehrbuch der chinesischen Medizin für westliche Ärzte, Hippokrates-Verlag, Stuttgart 1979

Sivin, N.: Traditional Medicine in Contemporary China, An Arbor, 1987

Steininger, Hans: Hauch- und Körperseele und der Dämon bei Kuan Yin-Tze, Leipzig 1953

The Journal of Chinese Medicine, England, ab 1980

The Journal of Traditional Acupuncture, USA, ab 1980

Thomson, W. A. R.: Heilpflanzen und ihre Kräfte, Köln 1985

Tin Yau So, Dr. J.: The Book of Acupuncture Points, Paradigm Publications, 1985

Udupha, T.: Natürliche Heilkräfte, Zug 1983

Ullamnn, M.: Hausapotheke Heilpflanzen, München 1988

Unschuld, Paul U.: Indroductory Readings in Classical Chinese Medicine, Holland 1988

Unschuld, Paul U.: Medizin in China - eine Ideengeschichte, München 1980

Unschuld, Paul U.: Nan-Ching, Califonia Press, Paradigm Publications, 1985

Veith, Ilza: The Yellow Emperor's Classic of Internal Medicine (Su Wen, Kap. 1-34), Los Angeles 1972

Vilhoulkas, G.: Essenzen homöopathischer Arzneimittel, Verlag S. Faust, 1986

Wallnöfer/Rottauscher: Der goldene Schatz der Chinesischen Medizin, Stuttgart 1959

Walters, Derek: Chinese Astrology, Aquarian Press, 1987

Weiss, R.: Lehrbuch der Phytotherapie, Stuttgart 1985

Westendorf, W.: Papyrus Edwin Smith – Ein medizinisches Lehrbuch aus dem alten Ägypten, Stuttgart 1966

Wieger, Dr. L.: Chinese Characters, Dover Publications, 1965

Wilder, G. D., and Ingram, J. H.: Analysis of Chinese Characters, Dover Publications, 1974

Wilhelm, Richard: I Ging – Das Buch der Wandlungen, Köln 1924

Williams, C. A. S.: Outlines of Chinese Symbolism and Art Motives, Dover Publications 1976

Wing, R. L.: Der Weg und die Kraft (das Tao te king), München 1987

Zhang Rui Fu et al.: Illustrated Dictionary of Chinese Acupuncture, Beijing 1985

Zhou, Mei-Sheng: Explanations of Names of Acupoints – with its English Translation, Anhui Publishing House, China 1984

9. Anschriften

Verfasser:

Udo Lorenzen
Schreberweg 8
2300 Kronshagen (bei Kiel)

Andreas Noll
Drakestr. 40
1000 Berlin 45

Arbeitsgemeinschaft für klassische Akupunktur und traditionelle chinesische Medizin e.V. / Vorsitzende
H. Blohm, Grünenbachstr.9, 8121 Wielenbach

Auskünfte über Ausbildungen und Weiterbildungen:

Arbeitskreis Nord:
H. Vater, Badallee 2, 2253 Tönning

Arbeitskreis Süd:
H. Blohm, Grünenbachstr.9, 8121 Wielenbach

Arbeitskreis West:
I. Sander, Lakronstr.16, 4000 Düsseldorf 12

Arbeitskreis Ost:
Andreas Noll, Drakestr. 40, 1000 Berlin 45

Arbeitskreis alte Schriften:
G. Ohmstede, Maria-Theresia-Allee 41, 5100 Aachen

Arbeitskreis Ohrakupunktur:
Günter Lange, Ständeplatz 13, 3500 Kassel

Register

Abmagerung 163

Abzesse 156

Achselschweiß 165

Aggressivität 147

Agrimonia eupatoria 116, 132, 142

Akne 123

Akupunkturanästhesie 169

Albuminurie 127

Alkohol 114, 155

Allium sativum 136

Alpträume 183, 188

Amenorrhoe 132, 133, 141, 181, 183

Analprolaps 176

Anämie 132

Angeschwollene 126

Angst 22, 36, 38, 40, 75, 77, 87, 101, 102, 114, 152, 175, 176,
.... 179, 180, 181, 187, 188, 190

Anorexie 66, 153, 170, 178, 179

Anurie 127

Apfel 119

Apfelsine 139

Aphrodisiakum 127

Apoplex 129, 160, 164, 179, 187

Apoplexfolgen 178, 180

Appetitlosigkeit 170

Arctium lappa 124, 130

Arteriosklerose 124, 127, 133, 134, 142

Arthritis 183

Artischocke 123, 127

Asperula odorata 120

Asthma 127, 141, 183

Atemnot 116, 136, 162, 165, 166, 181

Atemwegserkrankungen 124, 136

Aufstoßen 126, 153, 166, 190

Augen 24, 26, 34, 50, 87, 89, 101, 113, 119, 123, 127,
.... 130, 134, 139, 140, 149, 150, 151, 153, 156, 158,
.... 159, 160, 161, 163, 167, 177, 182, 185, 188

Augenbrennen 144

Augendruck 149

Augenentzündungen 120, 121, 124, 128, 133, 136, 141, 164

Augenerkrankungen 26, 160, 164

Augenflimmern 119, 129, 131, 144

Augenkrankheiten 150, 154, 155, 177, 180

Augenlid 109

Augenschmerzen 87, 153, 156, 157, 160, 162, 182, 183

Augentränen 160

Augenwinkel 87, 93, 95, 158

Ausfluß 126, 134, 140, 150, 162, 168, 169

Autismus 22, 102

Bambussprossen 139

Basilikum 114

Bauch 33, 57, 107, 190, 192, 193

Bauchdecke 197

Bauchfluß 134, 140

Bauchhöhle 195

Bauchschmerzen 120, 121, 168, 170, 173

Berberis vulgaris 130, 140

Berberitze 130, 140

Betonica officinalis 141

Betonie 141

Bibernelle 132, 140

Bindehautentzündungen 181

Birne 119, 139

Blähungen 114, 119, 127, 135, 136, 137, 140, 142, 145, 167

Blase 77, 83, 117, 122, 125, 137, 150, 154, 155, 156, 157, 159,
.... 164, 166, 169, 171, 179, 187, 188, 189, 192, 196, 197

Blasenerkrankungen 192

Blaseninfekte 117

Blasenmuskulatur 189

Blasenschmerzen 116, 141

Blasenschwäche 117, 133, 142

Blashorn 62

Blindheit 150, 160

Blut 59, 62, 66, 68, 72, 77, 83, 87, 101, 117, 123, 124,
.... 128, 132, 133, 134, 136, 138, 140, 142, 163, 187

Blutandrang 132

Blutarmut 84, 133, 142

Blutauswurf 119, 127

Blutdruck 115, 121

Bluterbrechen 123, 182

Blutflüsse 134, 140, 175

Blutgerinnsel 136

Bluthusten 125, 130, 144

Blutkraut 124

Blutleere 136

Blutreinigend 120, 123, 124, 128, 143

Blutspeien 141

Blutspucken 183

Blutstagnation 72

Blutstillend 124, 134, 135

Blutungen 116, 124, 132, 134, 137, 140, 141, 151, 185, 188, 190

Blutvergiftung 166

Blutverlust 134, 140, 165

Borago officinalis 124

Borretsch 124

Brechdurchfälle 115
Brechreiz 119, 170
Brunella vulgaris 133
Brunelle 133
Brust 38, 165
Brustabzesse 183
Brustkorb 101
Brustkrebs 165
Brustschmerzen 196
Buchweizen 119
Calendula officinalis 127
Capsella bursa pastoris 124, 133
Chelidonum majus 135
Chicoreeblätter 123
Chicorium intybus 123
Cholelithiasis 117
Choleretisch 124, 132, 134, 142
Choleriker 118
Cholezystitis 137, 175, 180
Cholezystopathie 117, 127
Chong Mai 185, 187, 192, 194
Cimicifuga racemosa 142
Citrus aurantium 127
Citrus decumana 115
Cnicus benedictus 128
Coriandrum sativum 119
Coxarthrose 172
Crocus sativus 135
Curcuma xanthorrhiza 136
Cynara scolymus 127
Dämpfe 98
Darm 136
Darmatonie 87

Darmerschlaffung 84
Darmgeräusche 145
Darmgeschwüre 135
Darmkartarrhe 117, 133, 142
Darmkoliken 125, 130
Darmkollern 173
Darmparasiten 136
Darmspasmen 124, 134
Depressionen 22, 32, 46, 57, 59, 75, 106, 114, 124, 136
.... 137, 143, 145, 163, 178, 180, 181
Diarrhoe 119, 124, 127, 128, 134, 140, 141,
.... 143, 168, 179, 185, 188, 197
Dickdarm 42, 51, 77, 150, 164, 165, 175, 187, 188, 193, 197
Dickmilch 139
Dillsamen 114
Dioskurides 112
Doppeltsehen 163
Drehschwindel 158, 181, 182
Drogen 114
Dünndarm 35, 144, 150, 165
Durchblutungsstörungen 130, 140, 158, 190
Dysmenorrhoe 116, 132, 133, 141, 143, 181
Ehrenpreis 142
Eisenkraut 133, 141
Ekelgefühle 115
Ekzeme 125, 130, 179
Endometritis 171
Entschlußkraft 182, 196
Enuresis 185
Enzephalitis 131
Epilepsie 115, 132, 133, 141, 151, 153, 155, 158, 163, 164, 176, 195
Erbrechen 117, 126, 127, 130, 140, 155, 158, 161,
.... 166, 167, 170, 173, 180, 187, 195, 197

Erdenzweige 42

Erkältungskrankheiten 125, 130, 165

Erschöpfungszustände 136

Essig 119, 139

Extremitäten 26, 83, 119, 154, 157, 158, 165, 166, 167, 170, 171, 172,
....................................173, 177, 178, 180, 182, 185, 187, 192, 193

Facialisparese 50

Fehlgeburten 165

Ferula assa foetida 136

Fettleber 196

Feuchtigkeit 91, 116, 123, 125, 126, 127, 128, 153, 154, 156,
..................................157, 165, 166, 169, 170, 172, 175, 178, 181, 182, 193

Feuchtigkeitsansammlungen 138

Fieber 116, 119, 126, 127, 128, 130, 131, 133, 136, 140, 141,
.................................149, 153, 162, 164, 176, 177, 178, 180, 192, 197

Fieberkrämpfe 131

Fieberkraut 116

Fistelbildungen 179, 188

Fluor albus 170, 187

Follikelhormons 190

Frischkäse 139

Frostigkeit 165

Frustration 114

Furunkel 156, 165

Fußanomalien 180

Fußödeme 182

Fußschmerzen 165, 180, 187

Gallenblase 122, 154, 155, 156, 157, 160, 164, 166,
......................................171, 172, 179, 187, 188, 195

Gallenkoliken 120, 128, 130, 135, 140

Gallensteine 128

Gangstörungen 186

Gänsefingerkraut 134, 140

Gastritis 115, 153
Gebärmutterblutungen 124, 134
Geburt 165, 194
Gefäßspasmen 110
Gehirn 157, 158, 163
Gehirnmüdigkeit 83
Gehirnstörung 84
Gehirntür 163
Gehirnwind 162
Geisteskrankheiten 158
Gelbsucht 116, 120, 126, 128, 133, 135, 137, 141, 145, 166, 167
Gelbwurz 136
Gelenkrheumatismus 124, 134
Gelenkschmerzen 137
Genitalien 93, 130, 140, 185, 188, 189, 190, 192, 194
Geschlechtsverkehr 197
Geschwülste 136
Geschwüre 116, 120, 125, 130, 133, 136, 141, 165, 172, 188
Gesichtslähmung 154
Gesichtsneuralgien 152
Gesichtsödeme 176
Gesichtsschwellungen 153, 168
Gicht 128, 130
Glaukom 151, 159, 187
Gleichgewichtsstörungen 181
Gliederschmerzen 50
Gurke 119, 139
Haarausfall 123, 133, 138, 141
Haare 45, 65, 66
Hagebutten 143
Halbseitenlähmung 150
Halluzinationen 131, 143, 151, 158

Hals 57, 75, 93, 133, 178, 190

Halsdrüsen 137

Halsentzündungen 116, 157

Halserkrankungen 124

Halsschmerzen 50

Hämaturie 137

Hämorrhoiden 125, 130, 132, 140, 143, 178

Harnabgang 175

Harnblase 35

Harndrang 193

Harnfluß 93

Harninkontinenz 175, 185

Harnsäurebelastung 84

Harnverhaltung 142, 168, 186, 189, 192, 196

Hautjucken 172

Hautkrankheiten 127

Heißhunger 197

Hemiparese 129

Hepatitis 101, 120, 128, 175, 189, 197

Hepatopathien 117

Hernien 169

Hernienschmerzen 190, 192

Herpes 188

Herz 24, 30, 33, 35, 38, 55, 57, 59, 68, 77, 80, 84, 87, 113, 116,
.... 120, 121, 124, 125, 127, 131, 132, 133, 141, 143, 144, 188

Herzbeklemmung 134, 140

Herzbeschwerden 124

Herzelkraut 124

Herzerkrankungen 165

Herzfehler 84

Herzinfarkte 84

Herzklopfen 101, 116, 163

Herzkraft 84

Herzlichkeit 104

Herzneurose 84

Herzschmerzen 93

Herzschwäche 116, 136

Himmel 75, 100, 106, 155

Himmelspforten 103

Himmelsstern 187

Himmelsstürmer 97

Hinterkopfschmerzen 173

Hirtentäschel 124, 133

Hitzekrankheiten 183

Hitzesensationen 145

Hitzesymptomatik 119

Hitzewallungen 101

Hitzschlag 131

Hoden 126, 135, 170

Holzblasinstrumente 62

Hören 181

Hörstörungen 150

Hüftschmerzen 134, 137, 140

Huhn 114

Hühnerleber 139

Hun 22, 98, 100, 101, 102

Husten 50, 124, 125, 130, 133, 137, 141,
.... 142, 155, 156, 157, 162, 165

Hyperazidität 134

Hypertonie 115, 164, 165, 175, 185, 187, 188

Hypochondrie 115, 137

I Ging 16, 19, 201

Ikterus 127, 189, 196

Impotenz 136, 141, 190, 192

Ingwer 114
Intercostalneuralgien 157
Intercostalschmerzen 165
Ischialgie 124, 134, 172
Joghurt 139
Kaffee 114
Kälteangriff 51
Kältegefühl 155
Kältekrankheiten 45
Kälteschauer 125, 130
Kampfsportarten 24
Kardobenedikte 128
Karies 158
Katarakt 151
Kaumuskelkrämpfe 150
Ke-Zyklus 21, 22, 77
Kiefer 151
Kiefergelenk 151
Kiefersperre 154, 158
Kiwi 119, 139
Klette 124, 130
Kniegelenksentzündung 176, 191
Knoblauch 114, 136
Knotenpuls 196
Kohl 114
Kohlrabi 114
Kokosmilch 114
Koliken 137
Kontrakturen 189
Kopfschmerzen 50, 83, 95, 116, 117, 119, 120, 121, 127, 129,
.... 133, 139, 142, 150, 151, 152, 153, 154, 155, 156,
.... 158, 160, 161, 162, 163, 164, 172, 181, 183, 191, 195
Koriander 119

Kraftlosigkeit 30, 108, 138, 165, 166, 171, 173, 189

Krampfanfälle (s. a. Epilepsie) 101, 137, 158, 165, 176, 177, 186

Krämpfe 50, 83, 115, 116, 121, 127, 131, 132, 133, 134, 136,
.... 140, 141, 142, 152, 154, 155, 157, 182, 187, 197

Krebs 132, 135, 140

Kryptorchismus 186, 189

Kurzatmigkeit 178

Kurzsichtigkeit 160

Lähmungen 116, 136, 138, 150, 171, 172, 173, 175, 176, 177, 179, 180

Lähmungsneigung 167, 176

Laktationsstörungen 181

Langtraubiges Christophskraut 142

Lavandula officinalis 120

Lavendel 120

Lebensart 45

Lebensäußerungen 21, 30, 32, 36, 59

Lebensbaum 22

Lebensfreude 22, 23, 46, 59, 78

Lebensgewohnheiten 114

Lebensimpuls 38

Lebenskraft 108, 109

Lebenslos 55

Lebensphase 21

Lebensplanung 23

Lebensprinzipien 110

Lebensqualität 21

Lebensraum 16

Lebenstor 36

Lebensunsicherheit 24

Lebenswillen 45

Lebercirrhose 128

Leberkleten 116, 132

Leberpunktion 197

Lebertoxizität 124
Leidenschaften 30, 102
Leistengegend 194
Lendenschmerzen 182
Leonurus cardiaca 115
Levisticum officinale 137
Lichtempfindlichkeit 147
Liebstöckel 137
Lorbeerblätter 114
Löwenzahn 120, 123, 128
Lumbago 180, 182
Lungenblutungen 124, 134
Lungengeschwüre 125, 130
Lymphknotenentzündungen 180
Magenbeschwerden 121, 145
Magengeschwüre 77, 125, 130, 171
Magenschmerzen 124, 134, 137
Magenschwäche 120, 128, 136, 139
Majoran 114
Mandarine 139
Mangold 119
Manie 176
Mastdarmvorfall 125, 130
Mastitis 165, 181, 182
Matricaria chamomillae 116
Melancholie 121, 130, 140, 153, 158, 190
Melilotus officinale 121
Melissa officinalis 121
Melisse 121
Meningismus 131
Meningitis 131
Menstruation 139
Menstruationskrämpfe 116, 128, 193

Menstruationsstockungen 132
Menstruationsstörungen 114, 121, 128, 185
Mentha piperita 119, 126
Metallpunkt 77
Metallübergriff 77
Metrorrhagien 190
Migräne 34, 46, 50, 110, 149, 152, 153, 155, 161, 177, 178, 180, 183
Miktionsstörungen 168, 179, 189, 192, 193
Milchprodukte 119, 139
Mund 50, 75
Mundentzündungen 128
Mundfäule 116
Mundgeruch 80
Mundgeschmack 83, 93, 114, 126, 130, 140, 144, 149, 156, 157, 175, 178
Mundtrockenheit 119
Muscheln 114
Muskelaktivität 24
Muskeldystrophie 175
Muskelermüdung 132
Muskelkater 59
Muskelkraft 26, 83
Muskelmasse 83
Muskelschmerzen 57, 188
Muskelverspannungen 110
Muskelzucken 109
Myome 124, 134
Nachtblindheit 138, 139, 151, 159, 177, 187
Nachtschweiß 116, 143
Nackenschmerzen 180
Nackensteife 154, 158, 163, 165, 168, 178
Nageldiagnose 84
Nase 50, 156, 160, 162, 188
Nasenbluten 123, 162, 164, 178, 179, 192

Nasenschleim 89, 153

Nasenschmerzen 163

Nasenspitze 164

Nasenverstopfung 162, 164

Nevenschwäche 121, 136

Nervosität 137

Neuralgien 133, 141, 142, 175, 183, 193, 197

Neuraltherapie 11

Neurodermitis 172

Nierenentzüngungen 116

Nierensand 124, 134

Niesen 152

Nordamerikanische Schlangenwurzel 142

Nordamerikanisches Wanzenkraut 142

Oberbauch 122, 145

Obstipation 127, 130, 136, 140, 175, 179, 185

Ödeme 120, 127, 128, 133, 135, 137, 141, 183

Odermennig 142

Ohr 93, 133, 150, 154, 156

Ohrenerkrankungen 182

Ohrensausen 119, 125, 130, 138, 145, 186

Ohrenschmerzen 157

Ohrgeräusche 147

Ohrjucken 158

Olea europea 115

Oligurie 93

Oliven 119

Orchitis 170, 171, 190

Orthopnoe 166

Osteomyelitis 132, 140

Otosklerose 143

Osylis acetosella 139

Palpitationen 116, 143, 197

Parästhesien 129, 131, 172
Paresen 172, 173, 174, 187, 192
Penisschmerzen 192
Pfeffer 114
Pfefferminze 126
Pflaume 114
Pharyngitis 178
Plantago major 141
Plazentaretention 197
Pleuritis 183, 197
Pneumus boldus Molina 117
Po 102
Pollakisurie 187
Polyarthritis 50
Polyneuritis 129
Polyurie 66
Pomeranze 127
Potentilla anserina 134, 140
Priapismus 186
Progesteron 192
Prostataschwellung 186
Prostatitis 117
Pruritus 172
Quark 139
Rachen 185
Raserei 179, 192
Redefluß 166, 167
Reinkarnationstherapie 101
Reizbarkeit 176
Reizhusten 122
Rhabarber 119, 139
Rheum palmatum 114
Rheuma 117, 120, 124, 125, 128, 130, 142, 155, 190

Rind 114
Ringelblume 127
Rippenschmerzen 167
Rosa gallica 143
Rosmarin 114
Rückenschmerzen 171
Ruta graveolens 132
Safran 114, 119, 135
Sakralschmerzen 193
Sanguisorbia officinalis 132, 140
Sauerdorn 130
Sauerklee 139
Sauersahne 139
Scheitelkopfschmerz 165, 185
Schläfenkopfschmerz 147
Schlaflosigkeit 116, 117, 119, 120, 121, 133, 138, 142,
.... 143, 158, 164, 182, 187, 188, 197
Schlaganfall (s. a. Apoplex) 150, 151
Schleim 33, 115, 121, 123, 124, 126, 127, 133, 134, 137
.... 141, 142, 154, 155, 156, 164, 181
Schleimblockaden 128
Schleimhautprobleme 137
Schluckauf 116, 197
Schluckbeschwerden 176, 178, 179
Schnupfen 127
Schöllkraut 135
Schreckhaftigkeit 155, 158, 176, 188
Schulterschmerzen 188
Schweißausbrüche 138
Schweiß 149
Schweißlosigkeit 119, 120, 127, 153, 164, 182, 183, 192, 197
Schwellung 179
Schwerhörigkeit 125, 130, 150, 151, 164, 181, 183

Schwindel 119, 129, 130, 131, 132, 133, 138, 140, 141, 145,
.... 146, 152, 160, 161, 162, 165, 181, 192, 197

Schwindsucht 141

Schwitzen 178

Scutellaria laterifolia 116

Seetang 119

Sehnen 22, 26, 30, 47, 51, 59, 82, 83, 161, 163, 165, 166,
.... 171, 173, 174, 175, 177, 188, 189, 192, 193, 194

Sehnenapparat 24

Sehnenerkrankungen 59

Sehnerv 164

Sehschwäche 121, 132, 144, 150, 151, 177, 180

Sehstörungen 131, 138, 139, 141, 164, 177, 186, 192

Sehvermögen 187

Sellerie 114, 119

Sesam 114

Seufzen 93, 114, 122, 145, 146, 149, 167, 175, 187

Shen 22, 25, 26, 45, 68, 87, 98, 101, 113, 118, 155, 158, 162, 177

Sinnestrübungen 158, 160

Skorbut 139

Skrotum 173, 186, 193

Sodbrennen 139, 167, 195

Sojabohnen 119

Soor 169

Spasmolyse 187, 193

Speichelfluß 158, 165

Spermatorrhoe 138

Spinat 119, 139

Sport 47

Stachys officinalis 141

Starrkrampf 140

Steingefühl 190

Steinklee 121

Steinleiden 125, 130

Stellaria media 143

Sterilität 116, 192, 194

Stinkasant 136

Stirnkopfschmerzen 159

Stoffwechselentgleisungen 186

Stoffwechselerkrankungen 190

Struma 156

Stuhldrang 169, 170

Stuhlgang 135

Stumpfsinn 188

Süßigkeiten 114

Taraxacum officinale 120, 128

Taubheit 150, 151, 156, 160, 164, 173, 183

Taubheitsgefühle 119

Thorax 197

Tinnitus 150, 151, 152, 153, 156, 163, 182, 183

Tomate 119

Torticollis 178, 179

Trauerphase 89

Traummotive 102

Traurigkeit 26, 30, 101, 102, 121, 183

Tremor 152

Trigeminusneuralgie 50, 150

Trommelbauch 167, 196

Tumore 196

Übelkeit 117, 126, 153, 155, 159, 161, 166, 167

Überfreundlichkeit 77

Übungen 19, 47

Unruhe 116, 120, 144, 146, 153, 158, 166, 183, 192, 197

Unterbauch 93, 197

Unterleib 189, 190, 192, 193

Unverdauten 93

Urin 24, 80, 83, 124, 126, 134, 158

Uterus 21, 192, 196

Uterusprolaps 169, 186, 190, 192, 195

Uterusschwäche 136

Vaginalschmerzen 197

Varizen 132

Verbena officinalis L. 133, 141

Verdauung 116, 197

Verdauungsbeschwerden 121

Verdauungsstörungen 190

Veronica officinalis L. 142

Verrücktheit 158

Verzagtheit 146

Verzweiflungstaten 33

Vitis vinifera 139

Vogelmiere 143

Volksmund 26

Wachstum 19, 21, 22, 46, 97, 105, 123

Wachstumsanomalien 22

Wadenkrämpfe 110, 174, 180

Wahnsinn 164, 177

Wahrnehmungstrübungen 87

Waldmeister 120

Wangenschwellung 158

Wasserkresse 119

Wechselfieber 156, 160, 168, 177

Wegerich 141

Wegwarte 123

Wehenschwäche 141

Weinkrämpfe 187

Weinraute 132

Weinrebe 139

Weizen 119

Weizenbier 139

Weizenkleie 119

Winderkrankungen 26, 50, 172

Windmarkt 51

Windpalast 50, 163

Windphänomene 50

Windpunkte 51

Windstoß 24

Windteich 26, 50

Windtor 51

Wochenbett 188

Wu-Zyklus 21

Wut 22, 23, 30, 32, 33, 34, 38, 40, 77, 143, 187

Wutanfälle 38

Yang Qiao Mai 163, 171

Yang Wei Mai 158, 163, 164, 175

Zahlenmagie 102

Zahnabszesse 161

Zähneknirschen 177

Zahnschmerzen 50, 120, 134, 135, 140, 141, 150, 151, 153, 154, 158, 161

Zehenkrämpfe 183

Ziest 141

Zitrone 139

Zorn 26, 30, 31, 34, 77

Zucchini 139

Zucker 114

Zystitis 121, 169, 171

Fußnoten

[1]) Shu Jing, The Book of Dokuments, B. Karlgren, Stockholm 1950, S. 3

[2]) R.Wilhelm: I Ging, Düsseldorf 1923, S. 204

[3]) vgl. Hexagramm No. 24, Fu = die Wiederkehr, ebenda, S. 71f.

[4]) ebenda, S. 204

[5]) vgl. Su Wen, Kap. 1

[6]) chin. Jue: bedeutet die Unterbrechung des natürlichen Energieflusses mit Bewußtseinstrübung und Eiseskälte in den Extremitäten. Der Terminus Jue erscheint auch in 6-Stadien/Schicht-Modell des Zhang Zhong Jing in dem Begriff Jue Yin = erschöpftes Yin, die tiefste Energieschicht des Menschen (Yin flectens = abweichend bei Porkert).

[7]) eigene Übersetzung

[8]) Aus der Sicht der TCM sind das Leber-Wind-Erkrankungen

[9]) Das Leber Qi ist nach oben gerichtet

[10]) In der westlichen Tinleiter der Ton E (Mi)

[11]) chin: Xuan – ein daoistischer Terminus für das himmlische Dao

[12]) Metall kontrolliert Holz im Ke-Zyklus

[13]) chin Ba Hui Xue = 8 strategische und einflußreiche Orte, an denen 8 besonders wichtige Strukturen des Körpers mächtig vertreten sind. Alle Reserven zur Stützung dieser Elemente versammeln (Hui) sich an diesen Punkten und können bei Bedarf mobilisiert werden.

[14]) M. Porkert: The Theoretical Foundations of Chinese Medicine, Cambridge 1974

[15]) Die Leber ist für den ungehinderten Fluß von Qi und Blut verantwortlich (TCM).

[16]) Das Tai Ji Quan = chin. Bewegungstherapie ist besonders bei Störungen der Wandlungsphase Holz mit einzusetzen, um über die Muskeln und Sehnen die Leber und Gallenblase zu entspannen.

[17]) Aus: Larre/R. de la Valle: The Secret Treatise of the Spiritual Orchid, 1985, S. 39

[18]) Das Pendant in der Homöopathie ist Staphisagria, das einzige 3-wertige Mittel bei unterdrückter Wut. Staphisagria wirft im Wutausbruch mit Dingen um sich.

[19]) Zhuang Zi, Kap. 19, aus Review. J.R.O.M. No.1, 1987

[20]) vgl. Die 8 Gefäße in der Klass. Akupunktur, in: Volksheilkunde aktuell 10 und 11, 1990

[21]) Henry C. Lu: Complete Translation of Nei Jing and Nan Jing, S. 57

[22]) M. Porkert: The Theoretical Foundations of Chinese Medicine, S. 153

[23]) de Kermadec: Lehrbuch der chin. Astrologie, S. 173

[24]) Zheng Qi = Abwehr des Körpers, deren aktivster Teil das Wei Qi darstellt

[25]) Eßstörungen, die als Folgeerscheinung einer Apoplexie entstanden sind (z. B. der Kranke kann die Nahrung nicht richtig im Mund halten), können über den Punkt Ren Mai 24 behandelt werden.

[26]) aus: C. A. S. Williams: Outlines of Chinese Symbolism, S. 205

[27]) aus: Chinese Astrology, D. Walters, 1987, S. 78 ff.

[28]) Himmelsstämme, die der Gallenblase (Jia) und der Leber (Yi) entsprechen (Holz)

[29]) Himmelstämme, die dem Dünndarm (Bing) und dem Herzen (Ding) entsprechen (Feuer)

[30]) = Dickdarm (Geng) und Lunge (Xin) = Metall

[31]) = Blase (Ren) und Niere (Gui) = Wasser

[32]) Himmelsstämme, die der Gallenblase (Jia) und der Leber (Yi) entsprechen (Holz)

[33]) Der Jupiter braucht für einen Sonnenumlauf annähernd 12 Jahre. In Analogie dazu braucht das menschliche Qi 12 Doppelstunden, um den großen Energiekreislauf zu durchströmen (durch 12 Hauptleitbahnen), der im Leber-Meridian endet. Sein letzter Punkt heißt: Qi-Men = Tor einer Periode/Leber 14.

[34]) im christlichen Sinne die Nächstenliebe

[35]) aus: Geldsetzer-Hong: Chin.-Deutsches Lexikon der chin. Philosophie, Aalen 1986

[36]) Die engl. Sprache hat einen ähnlichen Begriff mit Gentleman, gentle = vornehm, höflich, gebildet im Unterschied zu peasant = Bauer

[37]) W. Schmidtbauer: Die hilflosen Helfer, Hamburg 1977

[38]) Wu Wei = Nicht-Tun; das daoistische Prinzip des Handelns

[39]) eigene Übersetzung

[40]) vgl. H. Giles: Chinese English Dictionary, 1912, S. 650

[41]) vgl. Steininger: Hauch- u. Körperseele und der Dämon bei Kuan Yin-Tze, Leipzig 1953

[42]) aus R. Wilhelm/C. G. Jung: Das Geheimnis der goldenen Blüte, Zürich 1929, S. 41 ff.

[43]) vgl. W. Eberhard: Lexikon der chin. Symbole, S. 264

[44]) ebenda

[45]) aus: W. Grube: Religion und Kultur der Chinesen, Leipzig 1910, S. 108

[46]) vgl. R. Ong: The Interpretations of Dreams in Ancient China, Bochum 1985

[47]) Gemeint ist die Maximalzeit der Leber (1-3 Uhr) oder Nächte mit den Himmelsstämmen Jia (Gallenblase) und Yi (Leber)

[48]) vgl. Fußnote 22 in der Volksheilkunde aktuell 3/91, S. 31

[49]) ein Symbol für die Nasenlöcher als Eintrittspforte der himmlischen Energie

[50]) d. h. passiv und hingebend, mühelos

[51]) eigene Übersetzung

Die Autoren:

Andreas Noll beschäftigt sich seit Anfang der achtziger Jahre mit der traditionellen chinesischen Medizin. Einer Grundausbildung bei Dr. Bandara Yayaweera (Sri Lanka) folgte das Studium der Sinologie und ab 1984 die eigene Praxis in Berlin-Lichterfelde. Weiterbildungen in Deutschland und China. Seit 1987 Dozententätigkeit im Bereich der Erwachsenenbildung, seit 1990 Leitung der *Schule für Traditionelle Chinesische Medizin* Berlin und des *Arbeitskreises Ost der Arbeitsgemeinschaft für klassische Akupunktur und traditionelle chinesische Medizin e.V.*

Publikationen: „Handbuch für Phytotherapie", Fachartikel in „Naturheilpraxis", „Volksheilkunde" u.v.a.

Udo Lorenzen, Diplom-Sozialpädagoge, Ausbildung zum Heilpraktiker 1985-1987, seit 1988 selbständig. Seit 13 Jahren Beschäftigung mit der klassischen Akupunktur, 1983 Ausbildung an der Academy of Chinese Acupuncture in Colombo/Sri Lanka, Seminare bei der Societas Medicinae Sinensis, Diplom der Arbeitsgemeinschaft für klassische Akupunktur und TCM, Studium in klassischem Chinesisch in Kiel seit 1991. Weitere Schwerpunkte: klassische Homöopathie und Ohrakupunktur.

Publikationen: zahlreiche Fachartikel in „Volksheilkunde" u.v.a.